Hasan S.A. Jawad
Saad A. Naji
Lokman H. Idris

Aplicação da uropigialectomia parcial

Hasan S.A. Jawad
Saad A. Naji
Lokman H. Idris

Aplicação da uropigialectomia parcial

Efeitos da uropigialectomia parcial nas caraterísticas da carcaça e nas medições morfológicas externas do frango Akar Putra

ScienciaScripts

Cover image: www.ingimage.com

This book is a translation from the original published under ISBN 978-3-659-41174-8.

Publisher:
Sciencia Scripts
is a trademark of
Dodo Books Indian Ocean Ltd. and OmniScriptum S.R.L publishing group

120 High Road, East Finchley, London, N2 9ED, United Kingdom
Str. Armeneasca 28/1, office 1, Chisinau MD-2012, Republic of Moldova, Europe
Managing Directors: Ieva Konstantinova, Victoria Ursu
info@omniscriptum.com

Printed at: see last page
ISBN: 978-620-8-53737-1

ÍNDICE DE CONTEÚDOS

AGRADECIMENTOS

Expresso a minha profunda gratidão ao Professor Dr. Md Zuki Abu Bakar, ao Professor Associado Dr. Azhar bin Kassim e ao Dr. Lokman Hakim Bin Idris, por me terem dado a oportunidade de concluir este livro. Dedicaram o seu tempo a uma orientação, aconselhamento, supervisão e apoio inestimáveis ao longo de todo o curso deste estudo.

É um prazer expressar a minha gratidão ao Prof. Dr. Saad Abdulhussein Naji, que deu conselhos que melhoraram este livro.

Os meus agradecimentos estendem-se a todos os professores de Veterinária e a todo o pessoal da Universidade Putra da Malásia por tudo o que fizeram por mim e que não foram aqui mencionados, mas que são profundamente apreciados.

LISTA DE ABREVIATURAS

PU	Partial Uropygialectomy
UG	Uropygial gland
ANOVA	Analysis of variance
CBC	Commercial broiler chicken
cm	Centimeter
d 1	Day one
DO1	Day one old
g	Gram
L	Liter
ml	Milliliter
SE	Standard error
SPSS	Statistical Package for the Social Sciences
vol	Volume
♂	Male
♀	Female
trt	Treatment
Rept	Replicate
RW	Relative weight
BW	Bird weight
BL	Bird length
NL	Neck length
BAL	Back length
BRD	Breast diameters
KBL	Keel bone length
WL	Wing length
LL	Leg length
CD	Comb diameters
BED	Beak diameters
WD	Wattle diameters
L	Length
W	Wide
GH	Growth Hormone
GHRH	Growth Hormone Releasing Hormone
IGF-I	Insulin-like Growth Hormone

CAPÍTULO 1 INTRODUÇÃO

A Akar putra é uma galinha local da Malásia; o processo de cruzamento ocorreu por acaso, quando as galinhas selvagens da selva entraram nos terrenos da Universidade de Putra Malaysia e acasalaram com a sua galinha (ayam kampong), sob a supervisão do Prof. Azhar Bin Kassim. A Akar putra tem um processo de crescimento mais robusto do que os seus progenitores porque o período de maturação é mais curto (menos 13 semanas). Pode pôr 120-200 ovos por ano e é mais resistente a doenças (Jawad *et al.*, 2015).

A evolução do voo na fauna aviária provocou muitas adaptações não observadas noutros grupos de vertebrados. Estas incluem a perda de órgãos internos (para uma revisão detalhada, ver Campbell & Reece, 2005) e vastas mudanças no tegumento (Kardong, 2012). A produção de penas queratinizadas é a adaptação mais óbvia do tegumento para o modo de vida aéreo de uma ave. No entanto, o próprio tegumento também se adaptou para se tornar um órgão elástico solto que permite um movimento eficiente durante o voo (Stettenheim, 2000). Embora o tegumento seja fino, continua a ser composto por uma epiderme exterior e uma derme interior (King & McLelland, 1985). A epiderme é queratinizada e é composta por queratinócitos - células produtoras de queratina - enquanto a derme fornece nutrientes essenciais às penas em crescimento e permite o movimento voluntário das penas (Kisia, 2010).

O tegumento no seu todo é um órgão altamente lipogénico (Lucus e Stettenheim, 1972). Durante a queratinização da epiderme, os fosfolípidos são ligados nas zonas superficiais. A quantidade total e o tipo de fosfolípidos presentes dependem da espécie de ave e da localização no corpo; no entanto, são sempre derivados de corpos lamelares (Menon & Menon, 2000). Estes fosfolípidos têm uma função termorreguladora e são conhecidos por ajudarem no arrefecimento evaporativo da ave, juntamente com outras funções variáveis (Menon & Menon, 2000). Alguns fosfolípidos epidérmicos podem ser altamente especializados; por exemplo, na ave japonesa

Os fosfolípidos negros da região da cabeça do íbis-de-crista (Nipponia nippon), formados durante a época de acasalamento, são utilizados na "coloração cosmética"

(Uchida, 1970). Estes fosfolípidos são espalhados pelo corpo da ave, que se vangloria de uma "mudança de cor" sem que ocorra uma muda (Uchida, 1970).

Em comparação com outros grupos de vertebrados, as aves não possuem uma grande variedade de glândulas tegumentares especializadas. Isto contrasta diretamente com o grande número de glândulas tegumentares observadas nos mamíferos (por exemplo, glândulas écrinas, apócrinas e sebáceas). A glândula uropigial (UG) é uma glândula tegumentar específica deste grupo - no entanto, a sua função exacta continua a ser altamente especulativa. Pensa-se que a UG é análoga à glândula sebácea dos mamíferos, que funciona na produção de óleo (King & McLelland, 1985; Salibian, & Montalti, 2009). Nos mamíferos, as glândulas sebáceas têm uma estrutura holócrina e pequenas glândulas individuais cobrem todo o tegumento (exceto mãos, pés, cascos ou patas) (Marieb & Hoehn, 2007). A secreção é mais comummente depositada nos folículos pilosos, o que ajuda a manter a condição do pelo (Kardong, 2012). A secreção também funciona para reduzir a perda de água do corpo e possui propriedades bactericidas em algumas espécies (Marieb & Hoehn, 2007).

As raças comerciais modernas de frangos de carne caracterizam-se por um crescimento super-rápido e por uma elevada eficiência do rácio de conversão alimentar, em resultado de uma intensa seleção genética. Wepruk e Church (2003) observaram que o peso corporal final de frangos de corte em 1976 era de 2 kg aos 63 dias de idade, enquanto a mesma média de peso corporal foi atingida aos 35 dias de idade em 2001. Esta melhoria na taxa de crescimento reflectiu-se negativamente na resistência às doenças e na resposta imunitária destas aves, uma vez que foi observado um coeficiente de ligação genética negativo entre as velocidades de crescimento e a resposta imunitária (Qureshi e Havenstein, 1994). Neste contexto, o aumento da taxa de mortalidade nestas estirpes de aves ocorreu devido ao aumento da sua suscetibilidade a doenças bacterianas e doenças metabólicas. Estas ocorreram em consequência de processos metabólicos irregulares, de um desequilíbrio no equilíbrio ácido-base dos fluidos corporais, tais como ascite, síndroma de morte súbita (SDS) e aumento das perturbações esqueléticas, como anomalias nas patas. Foi cientificamente provado que as taxas mais elevadas destas condições patológicas foram registadas em manadas e em frangos de crescimento rápido individuais na 3ª e 4ª semanas de idade (Robinson *et al.*, 1992; Julian, 1997, 1998; Leeson e Summer, 1997; Gonzales *et al.*, 1998, 2000). Com base em a limitação do problema, esta investigação foi planeada para inovar uma técnica segura para aumentar o nível de desempenho da produção avícola em geral e do frango local da Malásia (Akar Putra) em particular, sem utilizar métodos de melhoramento genético, que provaram ter impactos negativos na imunidade das aves.

Tanto quanto é do meu conhecimento, existe uma escassez de informações relativas ao frango Akar Putra, nomeadamente no que diz respeito às caraterísticas da sua carcaça e às medidas morfológicas externas, que ainda não foram estudadas. No entanto, sabe-se que esta espécie é caracterizada por uma taxa de crescimento lenta em comparação com o frango de carne. Relativamente à operação de uropigialectomia, foram descritos estudos anteriores que a aplicam como um dos métodos de melhoramento para aumentar o desempenho corporal dos frangos. Mesmo assim, no presente estudo, esse método foi modificado para ablação parcial da glândula uropigial (uropigialectomia parcial). O método anterior incluía a remoção completa da glândula uropigial, o que geralmente resultava em hemorragias graves com exposição da galinha a grande stress (AI-Daraji *et al.*, 2006). Por outro lado, a uropigalectomia parcial (o novo método) inclui a remoção parcial da glândula (metade dos lóbulos, metade do istmo e papilas) sem quaisquer efeitos secundários.

O objetivo deste livro é descrever as caraterísticas da carcaça após a ablação parcial da glândula uropigial, que foi aplicada às semanas 3, 4, 5 e 6 de idade nos tratamentos T2, T3, T4 e T5, respetivamente. Neste estudo, também examinámos a morfologia externa às semanas 7, 10 e 12 de idade para machos e fêmeas separadamente. Com base na hipótese de que a carcaça e a morfologia do frango são afectadas pela uropigialectomia parcial. É digno de menção que os objectivos deste estudo foram cobertos para machos e fêmeas separadamente, a fim de ter maior importância económica na indústria avícola. Com efeito, sabe-se que a nova tendência da indústria avícola é a criação de aves de um só sexo. Por exemplo, algumas empresas adoptam a criação de machos e outras adoptam a criação de fêmeas, em conformidade com as necessidades do mercado e os desejos dos consumidores. Além disso, o presente estudo comparou cada parte, órgão ou tecido separadamente, sem qualquer interação, a fim de fornecer o máximo de informações e detalhes que mostrem quais as partes, órgãos ou tecidos mais afectados pela ablação parcial da glândula uropigial.

CAPÍTULO 2 HISTORIAL

2.1 Visão geral da glândula uropigial (UG)

As aves estão expostas a pressões terrestres semelhantes às dos mamíferos e dos répteis, mas a estrutura do seu tegumento difere marcadamente destes grupos animais (Menon, & Menon, 2000). Uma das principais diferenças é o desenvolvimento da UG que, tal como as glândulas sebáceas dos mamíferos, produz óleos (King & McLelland, 1985; Sara et al. 2006).

Nas aves existentes, a UG tem uma estrutura básica comum, embora muitas diferenças específicas tenham sido observadas (páginas 204-213 em Jacob & Ziswiler (1982); Sara et al. 2006; Martin-Vivaldi et al. 2009). Em todas as espécies de aves examinadas até à data, esta glândula está presente durante todo o desenvolvimento embrionário, mas não está necessariamente presente no adulto (Montalti et al., 2000; Salibian, & Montalti, 2009; Martin-Vivaldi et al. 2009). Esta glândula pode ser considerada uma caraterística primitiva do grupo das aves, pois as ordens que não possuem a glândula quando adultas estão possivelmente exibindo uma forma de especialização secundária (Montalti et al., 2000). Uma vez que a função desta glândula ainda não é conhecida, a investigação sobre a sua existência em diferentes espécies é imperativa para a descoberta do impulso evolutivo que causou o seu desenvolvimento. Considerando que existem cerca de 10.000 espécies de aves em todo o mundo, é muito interessante que apenas 16% das UGs de aves tenham sido investigadas anatomicamente. Com um número tão reduzido, é provável que a informação a obter com investigações futuras seja substancial e contribua para a compreensão global da estrutura e da função desta glândula.

2.1.1 Morfologia da glândula uropigial

A partir de investigações da UG em aves até à data, sabe-se que a UG está situada dorsal e medialmente na região sinsacrocaudal do corpo da ave e, quando presente, é sempre visível a olho nu (Figura 1) (Jacob, & Ziswiler, 1982; Martin-Vivaldi et al. 2009; Harem et al. 2010).

É mais comummente um órgão bilobado, que varia em tamanho e forma, dependendo da espécie (Stettenheim, 2000; Salibian, & Montalti, 2009). Cada lóbulo contém tanto o tecido secretor, que produz o óleo, como um intrincado sistema de ductos que encaminha a secreção para a papila, a via de acesso à superfície da pele (Figura 2) (Jacob, & Ziswiler, 1982; King & McLelland, 1985; Salibian, & Montalti, 2009). A papila situa-se logo acima da cauda (King & McLelland, 1985; Stettenheim, 2000) e tem um aspeto caraterístico de mamilo (Jacob, & Ziswiler, 1982). A maioria das aves tem também um tufo de penas felpudas (Jacob, & Ziswiler, 1982; Stettenheim, 2000) dispostas à volta da papila, que ajudam a untar o bico com a secreção oleosa (Lucas & Stettenheim, 1972; King & McLelland, 1985; Stettenheim, 2000). Uma vez no bico, a secreção espalha-se pela plumagem.

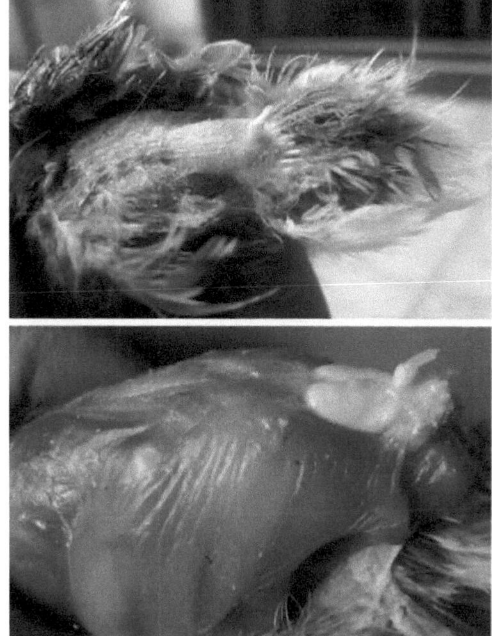

Figura 1. A glândula uropigial situa-se na base da cauda.

A papila está claramente separada dos lóbulos da glândula por um istmo formado por um tecido conjuntivo muito forte (Lucas & Stettenheim, 1972). Jacob e Ziswiler (1982) demonstraram as diferenças morfológicas entre as glândulas numa variedade de aves.

Verificaram que a maior UG, expressa em percentagem do peso corporal, ocorre no mergulhão-pequeno (Tachybaptus ruficollis) - representa 0,61% do peso corporal total. A glândula mais pequena foi encontrada nos pombos da fruta (géneros: Ducula e Ptilinopus), onde representava <0,02% do peso corporal total. Estudos comparativos deste tipo são importantes para descobrir as pressões selectivas que determinam o desenvolvimento da UG e, por conseguinte, as diferenças entre os diversos grupos de aves (Salibian, & Montalti, 2009) (Figura 3).

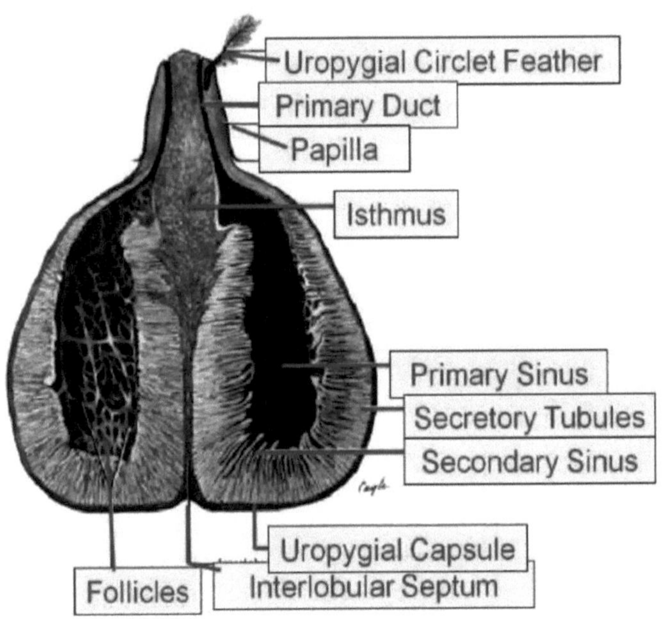

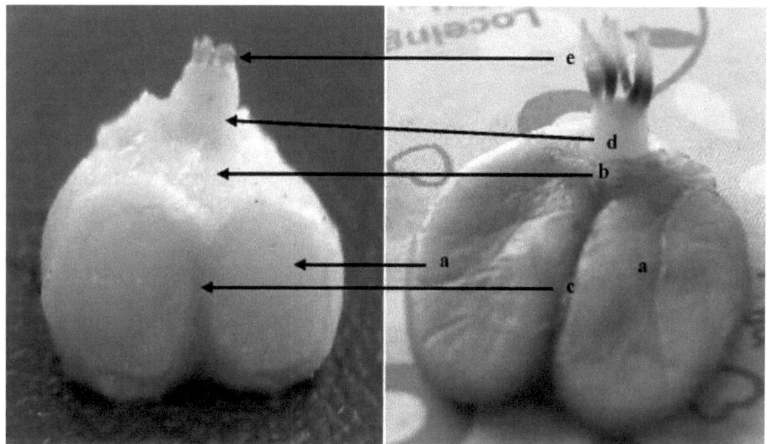

Figura 2. Desenho modificado e imagem real da UG ilustrando a organização anatómica. a: Lóbulos; b: Istmo; c: Septo interlobular; d: Papila; e: Tufo.

A aparência dos lóbulos difere em muitas espécies e pode ter significado taxonómico (Figura 1.3) (Elder, 1954; Jacob & Ziswiler, 1982). Os lóbulos estão mais frequentemente unidos em cerca de dois terços do seu comprimento. Um exemplo disso é visto nos Strigiformes (corujas, Tyto Alba; Figura 1.3), onde parece que o UG consiste em apenas um lobo. No entanto, é constituída por dois lóbulos que estão unidos ao longo de todo o seu comprimento, fazendo com que a glândula pareça homogénea (Jacob & Ziswiler, 1982). Como ilustra a Figura 3, a forma da UG pode variar entre longa, curta, larga, fina, redonda e plana.

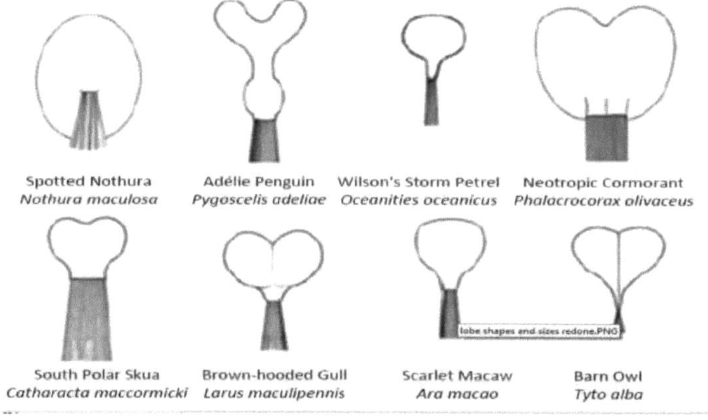

Figura 3. Diversidade morfológica da forma e tamanho do lóbulo UG (Salibian & Montalti, 2009).

Os Procellariiformes e os Pelecaniformes têm mais de dois (Jacob & Ziswiler, 1982). Jacob e Ziswiler (1982) descrevem três tipos de ductos: compactos, delicados e a "papila verrucosa dos Passeriformes". Os ductos compactos são caraterísticos das papilas em que o tecido conjuntivo do septo interlobular rodeia cada ducto e faz com que sejam estreitos. Os ductos delicados, por outro lado, são ductos largos que quase preenchem todo o espaço dentro da região da papila. Não possuem o tecido conjuntivo compacto e, na maioria das vezes, os espaços largos são produzidos pela continuação dos seios primários em direção ao ápice da papila (Jacob & Ziswiler, 1982; Lucas & Stettenheim, 1972). A papila das 34 espécies de passeriformes descritas até à data distingue-se pelo facto de possuir uma válvula especializada. Trata-se de um tipo de sistema de ductos delicados que contém duas lamelas de tecido conjuntivo. Pensa-se que estas estruturas semelhantes a válvulas impedem o refluxo da secreção de UG da papila para os lóbulos.

Cada papila é caracterizada pela presença de dois orifícios (saídas dos ductos) que geralmente aparecem como fendas (mais uma vez isto depende da espécie e podem existir mais ou menos orifícios) (Jacob & Ziswiler, 1982). Estas aberturas permitem que a secreção seja expelida para as penas do circulo uropigial. A circunferência uropigial actua então como uma escova, conduzindo eficazmente a secreção para o bico para a preensão (Elder, 1954). A estrutura da pena da circunferência uropigial é uma combinação de pena felpuda e semi-pluma (Johnston, 1988). Johnston (1988) descreveu três tipos de penas de circunferência uropigial: o tipo 1, uma penugem modificada, e os tipos 2 e 2a, semiplumas modificadas (Figura 4). Johnston (1988) verificou que o tipo 1 era o tipo de pena mais frequente. Jacob e Ziswiler (1982) postularam que estas penas já fizeram parte do trato dorsal-caudal e que, com a evolução da papila, se separaram formando o circulo em torno da papila. Jacob e Ziswiler (1982) descrevem três disposições principais das penas do circulo em torno da papila: 1) as penas circundam todos os orifícios formando um único tufo, 2) as penas circundam cada orifício individual formando vários tufos, e 3) uma fila de penas é aparente entre cada orifício (Figura 5). Em qualquer dos casos, pode haver grandes desvios em relação a estas disposições e existem muitas transições entre elas - assim, a sua importância taxonómica é discutível e só será determinada à medida que forem examinadas mais espécies de cada ordem de aves. A papila propriamente dita é desprovida de penas, uma parte das penas do circulo uropigial (Lucas & Stettenheim, 1972).

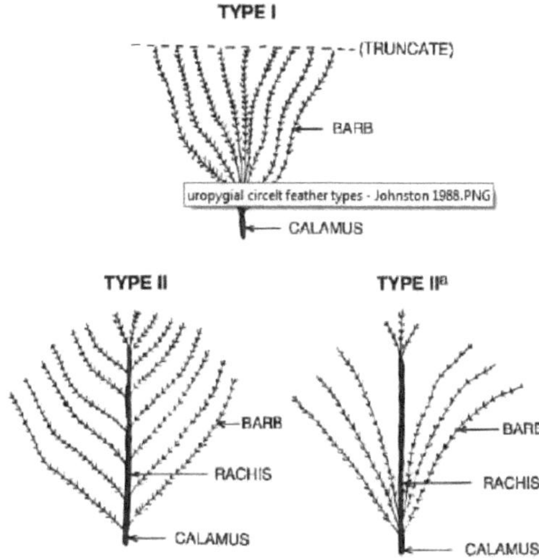

Figura 4. Diagrama das penas do circulo uropigial descrito por Johnston (1988). Tipo 1 = pena de penugem modificada; tipo 2 = semipluma modificada; tipo 2a = semipluma modificada.

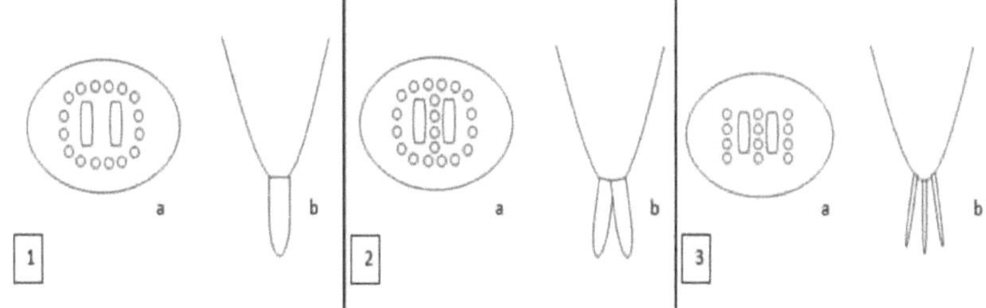

Figura 5. Ilustração mostrando os três diferentes arranjos da circunferência uropigial (a = vista dorsal da papila mostrando as penas (círculos ocos) que

circundam os orifícios (fendas); b = vista longitudinal mostrando o arranjo dos tufos). 1 = tufo simples (disposição 1); 2 = tufo duplo (disposição 2); 3 = fileiras individuais (disposição 3). Ilustração do autor.

2.1.2 Histologia da glândula uropigial

Uma vez que a UG tem muitas funções propostas, é surpreendente encontrar uma falta de informação no que respeita à sua organização histológica (Salibian, & Montalti, 2009; Harem et al. 2010). De facto, apenas 0,2% dos UGs de espécies de aves foram estudados histologicamente - um número surpreendentemente pequeno considerando que existem mais de 10.000 espécies de aves conhecidas. Os poucos estudos efectuados mostram que a estrutura histológica da UG corresponde à da glândula sebácea dos mamíferos (Elder, 1954; Bhattacharyya, 1972). As glândulas sebáceas dos mamíferos variam de estruturas simples a complexas, consoante os componentes necessários para a secreção. Os estudos realizados até à data mostraram que a UG tem uma disposição holócrina semelhante à da glândula sebácea, pelo que a secreção pode ser armazenada em ductos e expelida através da papila quando necessário.

Sabe-se que as glândulas sebáceas dos mamíferos são constituídas por células diferenciadas e volumosas que degeneram e se rompem em direção ao lúmen, produzindo secreção (Kanitakis, 2002). Os ductos das glândulas sebáceas abrem-se para os folículos pilosos, onde a secreção ajuda a nutrir os pêlos e as células da pele (Kardong, 2012). Existe uma microbiota residente na pele, que frequentemente penetra nos poros das glândulas sebáceas. As bactérias presentes são geralmente comensais ou simbióticas e restringem a entrada de microrganismos patogénicos na superfície da pele (Grice et al. 2008). Devido à semelhança na histologia entre a UG e a glândula sebácea, as secreções da UG podem ter um papel na manutenção da microflora do tegumento das aves, de forma muito semelhante às glândulas sebáceas dos mamíferos. No entanto, até à data, não foi investigada a microbiologia do tegumento das aves e a sua relação com a UG.

2.1.2.1 Cápsula da glândula uropigial

Em 0,2% das aves estudadas histologicamente, a UG é delimitada por um tecido conjuntivo denso conhecido como cápsula (Bhattacharyya, 1972; Lucas & Stettenheim, 1972; Jacob & Ziswiler, 1982). Jacob e Ziswiler (1982) e Lucas e Stettenheim (1972) determinaram que os principais componentes da cápsula são fibras elásticas e colagénicas, dispostas numa rede densa em torno da glândula. A cápsula de algumas espécies (por exemplo, membros de Coraciiformes e Psittaciformes) pode conter grânulos de melanina no lado dorsal da glândula, que produzem pigmentação e fazem com que a aparência se torne manchada ou muito escura (Jacob & Ziswiler, 1982). Os vasos sanguíneos, os vasos linfáticos e as fibras nervosas estão entrelaçados nas paredes da cápsula, o que, mais uma vez, é semelhante à estrutura das glândulas sebáceas dos mamíferos (Elder, 1954; Jacob & Ziswiler, 1982). Os estudos efectuados até à data revelaram que esta cápsula é desprovida das bandas caraterísticas de tecido muscular liso presentes em torno das glândulas dos mamíferos; no entanto, a estranha fibra muscular lisa solitária pode estar presente na cápsula da UG de algumas espécies de aves (Jacob & Ziswiler, 1982).

A cápsula estende-se ventralmente para baixo entre os lóbulos para formar o septo interlobular. Jacob e Ziswiler (1982) descrevem-na como sendo apenas uma camada fina, embora, ao atingir a papila, possa tornar-se muito espessa. Tal como a cápsula, contém fibras colagénicas, fibras elásticas e fibras reticulares com um grande número de vasos sanguíneos, vasos linfáticos e fibras nervosas disseminadas (Bhattacharyya, 1972; Jacob & Ziswiler, 1982). As bandas destes tecidos conjuntivos penetram na glândula formando septos interfoliculares, fornecendo suporte para o epitélio secretor a partir do exterior do lóbulo (Bhattacharyya, 1972; Jacob & Ziswiler, 1982).

2.1.2.2 Lóbulos das glândulas uropigiais

Com apenas 16% das UGs descritas anatomicamente, as informações abaixo baseiam-se em semelhanças observadas entre famílias, salvo indicação em contrário. Cada lóbulo da UG é composto por muitos folículos que são revestidos por parênquima epitelial secretor. Os folículos estão presentes em toda a glândula e são considerados centrais, intermédios ou periféricos, consoante a sua localização (Bhattacharyya, 1972). O parênquima produz produtos secretores que são depositados no lúmen de cada folículo. Os produtos de secreção são então encaminhados através de um ducto minúsculo no folículo para um seio secundário para serem armazenados (Bhattacharyya, 1972; Lucas & Stettenheim, 1972). A partir dos seios secundários, a secreção é encaminhada para um seio primário e, quando estimulada pelo bico da ave, a secreção é expelida (Lucas & Stettenheim, 1972; Jacob, & Ziswiler, 1982).

A descrição mais comum da estrutura folicular envolve quatro regiões celulares epiteliais bem definidas (Lucas & Stettenheim, 1972; Jacob, & Ziswiler, 1982; Salibian, & Montalti, 2009; Harem et al. 2010). A camada epitelial basal num folículo é a camada germinativa, seguida da camada intermédia, da camada secretora e, finalmente, da camada degenerativa (Figura 6) (Jacob, & Ziswiler, 1982).

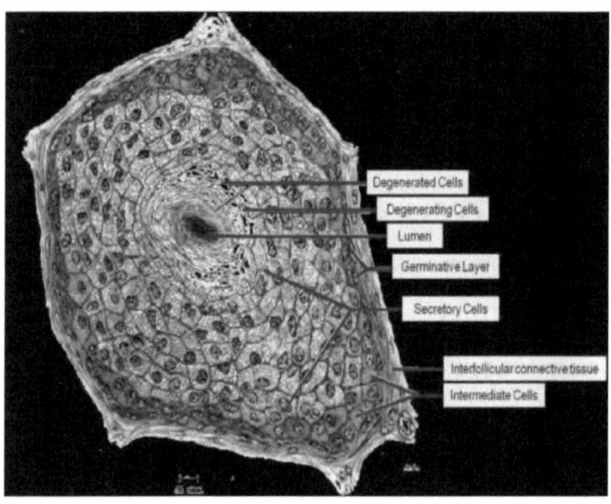

Figura 6. Ilustração de um folículo da UG de uma galinha White Leghorn de pente único. Escala = 0,01 mm. (Lucas e Stettenheim, 1972a).

A camada germinativa é composta por um a dois estratos de células basais achatadas. É a principal área de divisão celular e, numa inspeção atenta, são frequentemente visíveis diferentes fases mitóticas (Lucas & Stettenheim, 1972; Jacob, & Ziswiler, 1982). As células germinativas são imaturas em termos de função e diferenciam-se para funções secretoras à medida que são conduzidas para o lúmen (Jacob, & Ziswiler, 1982). Com a coloração de rotina com hematoxilina e eosina, esta camada é profundamente basófila e é reconhecida pela coloração escura dos núcleos vesiculares e pela presença de corpos osmofílicos (vistos apenas com microscopia eletrónica), que normalmente se encontram perto dos núcleos de cada célula (Lucas & Stettenheim, 1972).

A próxima camada definidora é a camada intermédia, que é caracterizada por um a cinco estratos de células poligonais (Jacob, & Ziswiler, 1982; Salibian, & Montalti, 2009; Harem et al. 2010). Estas células contêm núcleos esféricos e um citoplasma basófilo, o que as torna facilmente coráveis (Jacob, & Ziswiler, 1982; Harem et al. 2010). Na maioria dos casos, os folículos periféricos têm um número reduzido destas camadas, ao passo que os folículos centrais possuem um maior número (Harem et al. 2010). A seguir a esta camada de células está a camada secretora (Jacob & Ziswiler, 1982). As células desta camada diferenciaram-se em volumosas unidades poligonais, com um a dez estratos de espessura. No citoplasma destas células, o aparelho de Golgi é extenso e apresenta numerosos grânulos sudanófilos (Bhattacharyya, 1972; Jacob & Ziswiler, 1982). Estes grânulos são armazenados no citoplasma das células secretoras, onde são libertados aquando da degeneração (Lucas & Stettenheim, 1972). A camada degenerativa é a camada final, mais interna, onde a secreção é libertada para o lúmen do folículo (Harem et al. 2010). Aqui as células são caracterizadas por núcleos picnóticos - um sinal de morte celular - e tornam-se irregulares na forma (Lucas & Stettenheim, 1972). As células desta camada preparam-se para a "morte" à medida que invadem o lúmen do folículo, ocorre hipertrofia, os grânulos de secreção coalescem e, por fim, as células rompem-se, libertando o seu conteúdo (Lucas & Stettenheim, 1972). Juntamente com os produtos da secreção, é comum encontrar fragmentos de células e placas córneas (Jacob & Ziswiler, 1982; Harem et al. 2010).

A partir do lúmen dos folículos, os produtos de secreção são transportados através dos ductos para os seios, onde são armazenados. A epiderme das cavidades é semelhante à epiderme dos folículos (Bhattacharyya, 1972). Entre espécies, Jacob e Ziswiler (1982) encontraram uma variedade de comprimentos associados aos ductos e seios da glândula. A figura 7 ilustra a estrutura geral desde o folículo até ao seio primário de um lóbulo, onde um único seio primário se bifurca em direção à periferia da glândula

(Jacob & Ziswiler, 1982). No entanto, esta figura é altamente generalizada, uma vez que na realidade os ductos são convolutos, tornando-os muito difíceis de seguir histologicamente.

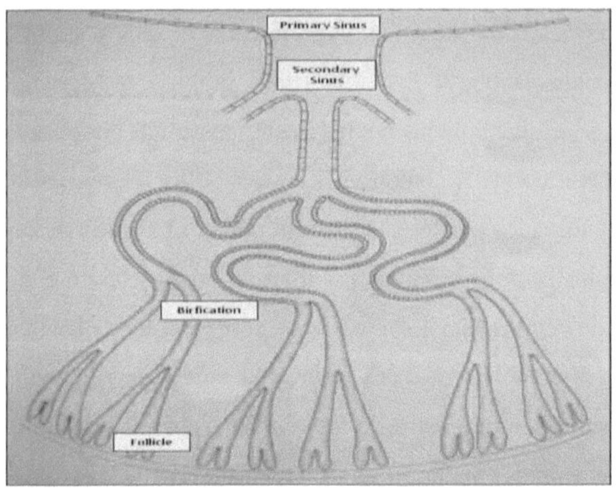

Figura 7. Estrutura generalizada da UG desde o folículo até ao seio primário. (Jacob e Ziswiler, 1982).

2.1.3Embriologia da glândula uropigial nas aves

A UG é um derivado epidérmico especializado (Bride, 1978), portanto surge da ectoderme no embrião (Lucas & Stettenheim, 1972). Na superfície dorsal da cauda, invaginações emparelhadas da ectoderme iniciam o processo de desenvolvimento da UG (Lucas & Stettenheim, 1972; Jacob & Ziswiler, 1982). De acordo com Jacob e Ziswiler (1982), este passo inicial do desenvolvimento ocorre no oitavo dia tanto no Zebra Finch (Poephila guttata) como no pombo (Columbidae), no nono dia nas galinhas, no décimo dia nos patos e no décimo segundo dia nos periquitos (Melopsittacus undulatus). À medida que as invaginações ectodérmicas penetram mais profundamente, desenvolve-se uma camada mesenquimatosa na base a partir de células epiteliais (Jacob & Ziswiler, 1982). À medida que esta camada prolifera, forma-se uma camada tubular simples em torno de uma cavidade central (Lucas & Stettenheim, 1972).

Os túbulos começam a diferenciar-se nos folículos dos lóbulos e, aproximadamente ao mesmo tempo, a camada mesenquimal produz tecido conjuntivo responsável pelo desenvolvimento da cápsula e dos septos interfoliculares e interlobulares (Lucas & Stettenheim, 1972; Jacob & Ziswiler, 1982). Antes da eclosão, na maioria das espécies, os lúmens desenvolvem-se no interior dos folículos e formam-se gotículas de secreção na camada secretora das células (Lucas & Stettenheim, 1972). Verificou-se que o momento do desenvolvimento da papila é específico de cada espécie (Jacob & Ziswiler, 1982). Homberger (1977) examinou uma variedade de papagaios que desenvolveram a papila em alturas diferentes, por exemplo, um lory de três dias de idade (Lorius lory) tinha uma papila completamente desenvolvida, enquanto um papagaio de dez dias de idade (Aprosmictus erythropterus) não apresentava qualquer vestígio de papila. Assim, o desenvolvimento da UG parece ser específico da espécie.

2.2 Remoção cirúrgica da glândula uropigial (Uropigialectomia)

O impacto da remoção da glândula uropigial no desempenho produtivo ou nas caraterísticas fisiológicas das galinhas poedeiras, ou mesmo noutros tipos de aves de capoeira, em qualquer país do mundo, não foi abordado até 2001. Naji (2001) erradicou a glândula uropigial numa tentativa de tratar as galinhas não poedeiras (galinhas estéreis), depois de todos os métodos anteriores não terem conseguido tratá-las. As galinhas estéreis representam uma percentagem de 5-10% do efetivo total. Causam perdas económicas devido ao consumo de forragem em vão, bem como outros problemas. Por exemplo, esta galinha tende sempre a deitar-se (Broodiness), por esta razão, notou-se que um grande número de galinhas estéreis se apresentava nos ninhos. Por esta razão, notou-se que um grande número de galinhas estéreis se apresentava nos ninhos. Assim, estas galinhas vão expulsar as galinhas poedeiras do ninho, o que leva ao aparecimento de ovos sujos (ovos fora dos ninhos) e aos problemas que os acompanham, como a contaminação dos ovos, os ovos partidos e os ovos comidos, que são por vezes difíceis de ultrapassar. O investigador observou que a glândula uropigial destas galinhas estava demasiado desenvolvida e tinha o dobro do tamanho das galinhas poedeiras normais. Além disso, observou que esta galinha se caracterizava por um pente e barbilhões de tamanho reduzido, bem como por uma regressão notável das medidas morfológicas gerais do corpo. Entretanto, após dissecar algumas destas galinhas, notou que o ovário não estava desenvolvido e que o oviduto era muito pequeno ou uma relíquia. Um total de 1200 galinhas Isa Brown estéreis, com 6-7 meses de idade, foram isoladas de quatro explorações avícolas e sujeitas à remoção cirúrgica da glândula uropigial (glândula de óleo). Depois de se confirmar que a taxa de produção de ovos desta galinha era nula. A primeira coisa que chamou a atenção foi a rápida alteração das medidas morfológicas externas. Após 3 dias da operação, a vermelhidão da cara, bem como o crescimento do pente e dos barbilhões, começaram a aparecer e, no final da primeira semana, todas as galinhas ficaram com a cara corada. O investigador observou que a produção de ovos começou no início da segunda semana após a operação. A taxa de produção foi de 6% e aumentou rapidamente, atingindo 49,8, 89,8 e 93,6 nas semanas 3, 4 e 5, respetivamente, após a operação. O investigador acredita que a remoção da glândula uropigial e a destruição das suas células irá reter as enzimas importantes no metabolismo dos lípidos e dos ácidos gordos importantes para a produção de prostaglandinas na circulação sanguínea, bem como impedir a sua concentração e captação no interior da glândula. De um modo geral, este processo irá estimular a hipófise a segregar a Hormona Folículo-Estimulante (FSH) e a Hormona Luteinizante (LH). Estas irão motivar o crescimento dos ovários para a produção de hormonas sexuais, como os estrogénios e os androgénios. Os estrogénios alteram o tamanho do corpo das galinhas, aumentam a distância entre os ossos pélvicos, aumentam a distância entre os ossos da pélvis e do esterno e provocam o desenvolvimento geral dos ossos e dos órgãos do corpo. Os androgénios estimulam o desenvolvimento das medidas exteriores do corpo, a vermelhidão e o crescimento dos pêlos, e integram o sistema reprodutor da galinha para preparar o corpo para a postura dos ovos. Além disso, a erradicação da glândula uropigial estimulará a secreção da hormona do crescimento a partir do lobo anterior da glândula pituitária. Esta hormona é responsável pelo crescimento do corpo da galinha em geral. As mesmas observações foram registadas por (Naji *et al.*, 2002) nas galinhas iraquianas locais e (Al-Daraji *et al.*, 2002) em diferentes bandos de galinhas. Um estudo realizado por Al-Mahdawy (2003) consistiu em três experiências para testar o impacto da ablação da glândula uropigial nas caraterísticas de desempenho produtivo de efectivos de frangos de carne. A primeira experiência teve como objetivo estudar o impacto da uropigialectomia em diferentes idades nas receitas de produção de frangos machos reprodutores de carne. Os resultados desta experiência indicaram a superioridade da maioria dos tratamentos em relação ao grupo de controlo em termos de ganho de peso e consumo cumulativo de ração. No entanto, não afectou a eficiência da taxa de conversão alimentar e a mortalidade total. Os melhores resultados foram obtidos quando a erradicação da glândula uropigial foi efectuada aos 17 dias de idade. A segunda experiência teve como objetivo estudar o efeito da uropigialectomia em diferentes idades no desempenho produtivo de frangos de carne. Os resultados desta experiência indicaram que todas as transacções superaram o tratamento de controlo no peso final na idade de comercialização (7 semanas). Os melhores resultados foram registados quando a uropigialectomia foi aplicada aos 21 dias de idade. O terceiro experimento teve como objetivo estudar o efeito da uropigialectomia aos 14 dias de idade sobre a porcentagem de gordura, a porcentagem de partes da carcaça e o sabor e a textura da carne.

sumo, bem como alguns traços fisiológicos dos frangos de carne. Os resultados desta experiência indicaram a superioridade dos grupos de tratamento em relação ao grupo de controlo nas receitas: peso corporal, percentagem de preparação e percentagem das partes principais da carcaça e diminuição da percentagem das partes secundárias da carcaça em comparação com as aves do grupo de controlo. O tratamento da ablação da glândula uropigial teve um efeito significativo na melhoria das qualidades dos sucos e da tenrura e na aceitação pública da carne de frango, em comparação com o tratamento de controlo. No mesmo sentido, Abdul-Hassan (2005) estudou o efeito do método de uropigalectomia em algumas caraterísticas fisiológicas e reprodutivas de machos reprodutores de frangos de carne. O investigador observou que a erradicação da glândula uropigial conduziu a um aumento significativo da contagem de glóbulos vermelhos, da contagem de plaquetas, do volume de células compactadas (PCV), da concentração de hemoglobina e a uma diminuição significativa do rácio heterócitos/linfócitos. Simultaneamente, verificou-se um aumento significativo das concentrações de proteínas totais, colesterol, cálcio, fósforo e da atividade da enzima

ALP no plasma sanguíneo. Além disso, resultou numa diminuição significativa do ácido úrico, das concentrações de glicose e da atividade das enzimas GOT e GPT. Além disso, Al-Daraji *et al.* (2006) examinaram os efeitos da uropigialectomia às 21 e 28 semanas de idade na qualidade do sémen de machos White Leghorn. A concentração de espermatozóides, o espermatócrito e as percentagens de atividade de massa e motilidade individual aumentaram devido à uropigialectomia em comparação com os dos machos de controlo (2,62 mil milhões/ml, 10,2%, 91,4% e 93% versus 2,34 mil milhões/ml, 8,6%, 86,7% e 88,2%, respetivamente). Além disso, a percentagem de espermatozóides mortos, espermatozóides anormais e anomalias acrossomais diminuíram nos machos tratados em comparação com os machos de controlo (11,4, 10,6 e 12,4% contra 14,4, 14,7 e 16,2%, respetivamente). Os resultados sugerem que a uropigialectomia de machos White Leghorn, independentemente da idade da uropigialectomia nesta experiência, pode ser benéfica para a qualidade do sémen.

CAPÍTULO 3 MATERIAIS E MÉTODOS

3.1 Animais e alojamento

Este estudo foi efectuado no pavilhão experimental situado a N 03.00551°, E101.70501° na Faculdade de Medicina Veterinária da Universidade de Putra, Malásia (UPM). Este estudo consiste em 120 pintos locais da Malásia com um dia de idade (estirpe Akar Putra). Foram distribuídos aleatoriamente em cinco grupos de tratamento por 24 (12 machos e 12 fêmeas)/tratamento, e cada tratamento consistiu em três réplicas de 8 (4 machos e 4 fêmeas) aves/replicas. As aves foram criadas durante 12 semanas (84 dias) e alojadas em gaiolas de arame com oito aves (4 machos e 4 fêmeas) por compartimento (5 "x 4 "x1,5"). As aves foram alimentadas ad libitum com as mesmas dietas (1-13 dias: inicial; 14 dias de abate: finalizador) com fornecimento contínuo de água. Para além disso, foi fornecida iluminação constante e ventilação contínua. Todas as aves foram mantidas em condições de maneio uniformes durante todo o período experimental.

O protocolo do estudo foi avaliado e aprovado pelo Comité de Ética da Faculdade para a utilização de animais (certificado de aprovação n.º R070/ 01 de janeiro a 31 de dezembro de 2015).

3.2 Conceção experimental

A ablação parcial da glândula uropigial (Uropigialectomia Parcial) foi realizada nas aves experimentais na seguinte disposição: (T1) controlo: não foi aplicada Uropigialectomia em 24 aves (3 rept/trt- 4$ e 4γ/rept).

(T2): A uropigialectomia foi efectuada em 24 aves (3 rept/trt- 4$ e 4Ç/rept) na 3ª semana de idade.

(T3): A uropigialectomia foi efectuada em 24 aves (3 rept/trt- 4$ e 4Ç/rept) na 4ª semana de idade.

(T4): A uropigialectomia foi efectuada em 24 aves (3 rept/trt- 4$ e 4Ç/rept) na 5ª semana de idade.

(T5): A uropigialectomia foi efectuada em 24 aves (3 rept/trt- 4$ e 4$/rept) na 6ª semana de idade.

3.2.1 Uropigialectomia parcial (UP)

A operação de uropigialectomia parcial foi efectuada de acordo com os seguintes passos (ver Figura 8): a. Contenção da ave.

b. Anestesia local Utilizando lidocaína HCL (4mg/kg) SQ.

c. Remoção parcial da glândula uropigial (metade dos lóbulos, metade dos istmos e papilas) com bisturi esterilizado com álcool a 70% antes da utilização.

d. Após a remoção da glândula, a área da incisão é esterilizada com iodo.

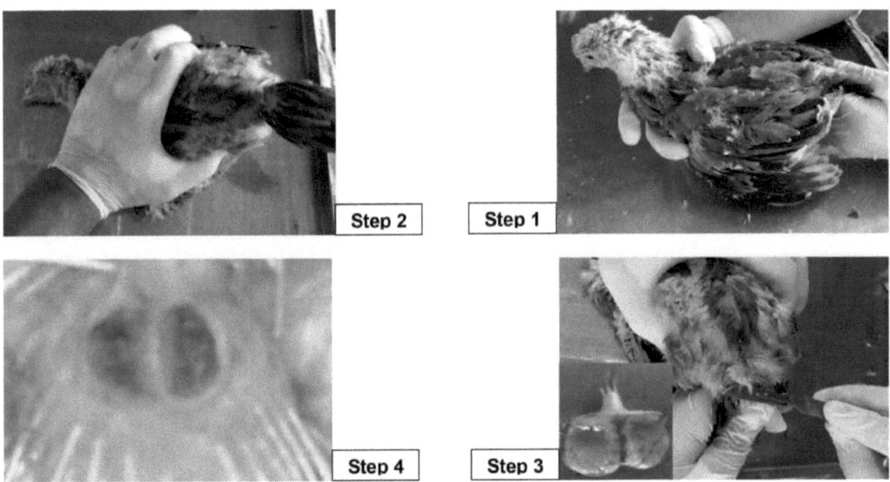

Figura 8. Fotografia das etapas da operação de uropigialectomia parcial.

1.3 Observações:

1.3.1 Caraterísticas da carcaça

No último dia da experiência, o processo de dissecação da carcaça foi realizado em 12 aves/tronco (2 3 e 2Ş/tronco). A balança digital (precisão = 1 g) foi utilizada para determinar a percentagem da morfologia da carcaça, medindo os pesos relativos das miudezas alimentares (coração, fígado e moela), coxas, asas, peito, dorso e pescoço. Em seguida, foram calculadas as observações do peso da carcaça e da percentagem de preparação com e sem miudezas (figura 9).

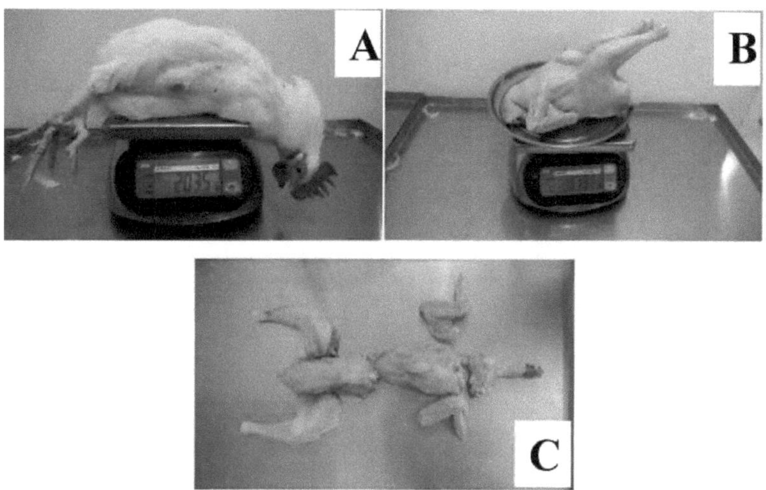

Figura 9. Fotografias do processamento da dissecação da carcaça.

1.3.2Caraterísticas morfológicas externas.

1.3.3Caraterísticas morfológicas externas

Nas semanas 7, 10 e 12 de idade, todas as aves foram colocadas em cache e as caraterísticas das quantidades foram registadas individualmente. O estudo incluiu a medição do peso corporal vivo e da taxa de crescimento utilizando uma balança tradicional. Além disso, foi utilizada uma fita métrica (±1 mm) para medir o parâmetro ornitológico (Figura 10A), o comprimento do pescoço (Figura 10B), o comprimento do dorso (Figura 10C), o comprimento do peito (Figura 10D), a largura do peito (Figura 10E), o comprimento da quilha do esterno (Figura 10F), o comprimento dos membros anteriores (Figura 10G) e o comprimento dos membros da mão (Figura 10H). Além disso, foi utilizado um compasso de Vernier (±0,01 mm) para medir a largura do pente (Figura 10I), o comprimento do pente (Figura 10J), a largura do bico (Figura 10K), o comprimento do bico (Figura 10L), a largura dos barbilhões (Figura 10M) e o comprimento dos barbilhões (Figura 10N).

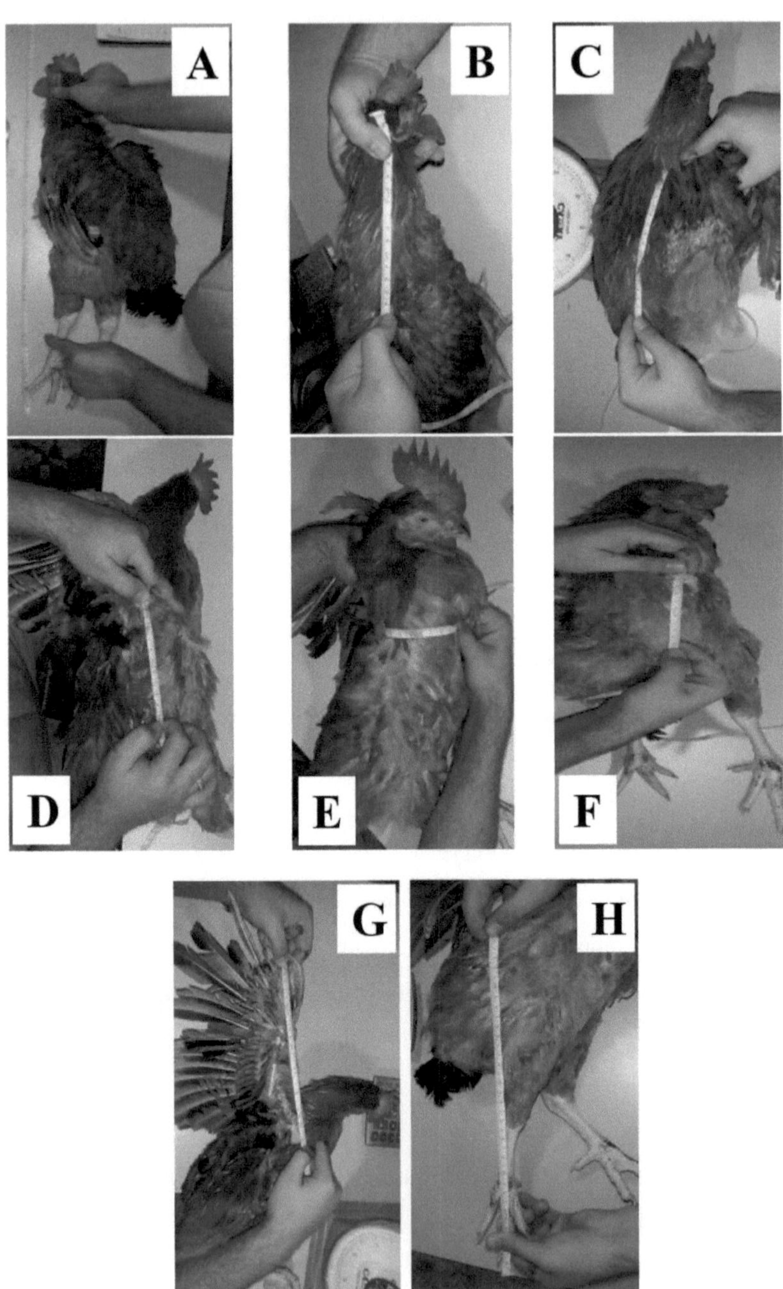
A
B
C
D
E
F
G
H

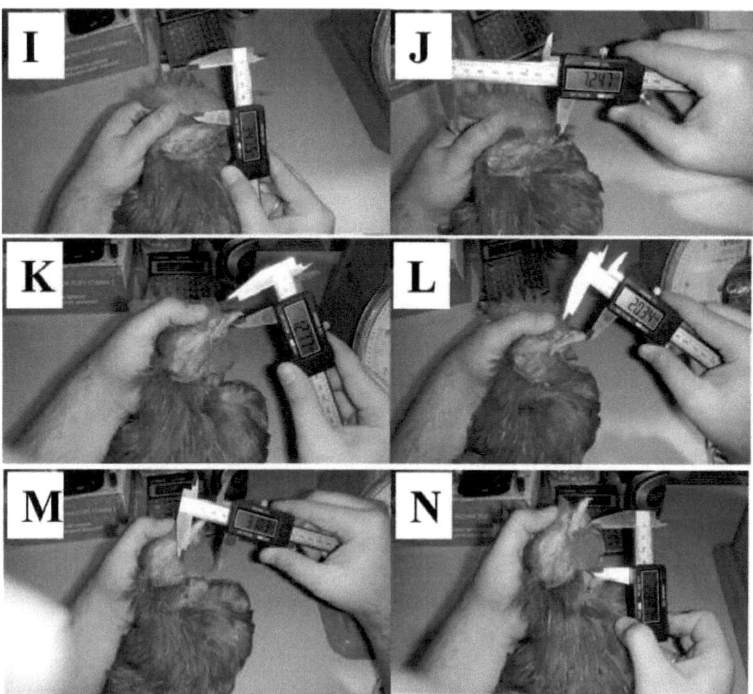

Figura 10. Fotografias do processo de medição das caraterísticas morfológicas externas.

1.4 Análise de dados

Os resultados são apresentados neste estudo como valores absolutos, bem como os valores atribuídos aos pesos corporais. Todos os dados deste experimento são expressos como médias± erro padrão (EP). As variâncias das médias entre os cinco tratamentos foram analisadas por ANOVA unidirecional utilizando o teste de Tukey, em que o nível de significância foi fixado em $P<0,05$ e $P<0,01$. Todos os dados foram verificados quanto à normalidade e homogeneidade das variâncias. As análises estatísticas dos dados foram efectuadas utilizando o software SPSS (2007) para Windows (14.ª versão).

CAPÍTULO 4 EFEITO DA ABLAÇÃO PARCIAL DA GLÂNDULA UROPIGIAL NAS CARACTERÍSTICAS DA CARCAÇA DE FRANGOS AKAR PUTRA

4.1 Introdução

A indústria de produtos de carne de aves de capoeira registou um crescimento significativo, um desenvolvimento rápido e preciso em grande escala nos últimos anos, em comparação com o fabrico de produtos de carne vermelha. O consumo de carne vermelha diminuiu 48% de 1980 a 1997, o que foi acompanhado por um aumento da procura de carne de aves de capoeira. Recentemente, a apetência dos consumidores pela carne de aves de capoeira tem aumentado por diversas razões. Por exemplo, é uma fonte de proteínas animais de alta qualidade, fácil de digerir e tem um bom paladar e sabor. Além disso, tem um preço moderado e uma proporção mais baixa de colesterol e gordura, que se sobrepõem ao aparecimento da obesidade e das doenças cardíacas, que se tornaram uma obsessão para o homem moderno. Com base no que precede, a indústria avícola teve um papel importante na mudança do padrão alimentar das pessoas em todo o mundo (Watts e Kennett, 1995; Wepruk e Church 2003). Esta investigação foi planeada para examinar a eficácia das caraterísticas da carcaça através da PU e para determinar a melhor idade para a aplicar.

4.2 Material e método

4.2.1 Alimentação e gestão de animais

A raça e o número de galinhas Akar Putra, o alojamento, o projeto experimental e o procedimento de ablação parcial da glândula uropigial (PU) foram os mencionados no capítulo três.

4.2.2 Caraterísticas da carcaça:

No último dia da experiência, foram selecionadas aleatoriamente 12 aves de cada grupo de tratamento (2 machos e 2 fêmeas/replicado) e retiradas da alimentação durante a noite para facilitar a depuração intestinal. Em seguida, as aves foram pesadas para obter o peso corporal vivo. Depois de registar os pesos das aves, estas foram abatidas, depenadas, transformadas (remoção da cabeça e das patas) e as miudezas foram retiradas (remoção do trato gastrointestinal). As carcaças foram imediatamente dissecadas para determinar a percentagem da morfologia da carcaça, medindo os pesos relativos das miudezas (coração, fígado e moela), das coxas, das asas, do peito, do dorso e do pescoço. Em seguida, foram registadas as observações do peso da carcaça e da percentagem de preparação com e sem miudezas. A ração de variação foi contada com base na fórmula relatada por (Jawad et al., 2015).

4.2.3Conceção da investigação e análise dos dados:

Os dados gerados a partir da experiência foram obtidos através de um delineamento aleatório completo (Steel e Torrie, 1980). Estes dados foram submetidos a ANOVA utilizando Genstat (2003). Se o tratamento afectasse significativamente a galinha, seriam aplicados o LSD e o intervalo múltiplo de Duncan (1955) (DRMT) (Gaspers, 1991). As diferenças entre as médias dos tratamentos foram comparadas aos níveis de P< 0,01 e P< 0,05.

4.3 Resultados

Os quadros 1 e 2 apresentam a descrição dos traços de carcaça dos machos e das fêmeas dos frangos tratados com PU e do grupo de controlo na idade de comercialização. De um modo geral, todos os tratamentos com PU apresentaram resultados significativos no peso corporal vivo e na maioria das caraterísticas da carcaça em machos e fêmeas, em comparação com o grupo de controlo. A média mais elevada de peso corporal vivo nos machos foi registada em T2, seguida de T5, T3 e T4, respetivamente. No entanto, não se registaram diferenças significativas entre os tratamentos T2, T5 e T3. Além disso, nas fêmeas, o tratamento T2 registou o peso vivo mais elevado, seguido de T4 e T5 e depois de T3 e do grupo de controlo. Não se registaram diferenças significativas entre T4 e T5, nem entre T3 e T1. Nos machos, a remoção parcial da glândula uropigial na terceira semana mostra uma diferença significativa (P< 0,01) no peso da carcaça e na percentagem de preparação com e sem a ingestão de miudezas, seguida de T5, T4 e T3, em comparação com o grupo de controlo T1. Por outro lado, os resultados mais baixos para estas caraterísticas nos machos foram mostrados em T3 em comparação com outros tratamentos de PU. Nas fêmeas, o efeito significativo mais elevado no peso da carcaça e na percentagem de preparação com e sem miudezas foi registado em T2, T5 e T3, sem impacto significativo entre eles, seguido de T4 e do grupo de controlo T1.

O peso relativo do peito e do dorso dos machos nos tratamentos 2 e 5 (Quadro 1) demonstrou que a aplicação da operação de UP nas semanas 3 e 6 proporcionou os valores mais elevados para estas duas caraterísticas ($P < 0,01$). Por outro lado, a realização desta operação nas semanas 4 e 5 não apresentou valores significativos em comparação com o grupo de controlo para estas caraterísticas. Da mesma forma, o peso relativo do peito das fêmeas foi significativamente diferente ($P < 0,05$) como resultado da operação de UP na semana 3 (Quadro 2).

De um modo geral, a operação de UP não registou qualquer eficácia significativa no peso relativo das asas, pescoço, peito, fígado e moela dos machos e das fêmeas. Mas teve um impacto elevado no peso do corpo vivo, no peso da carcaça com ou sem ingestão de miudezas, na percentagem de preparação com ou sem ingestão de miudezas, nos pesos relativos do peito e do dorso dos machos e das fêmeas.

Table 1: Caraterísticas médias (± E.S.) da carcaça dos machos submetidos à uropigialectomia parcial na 12ª semana de idade.

Parâmetros	Tratamentos				
-	T1	T2	T3	T4	T5
Peso vivo	1382.333 ± 32.08^{c}	1681.1 ± 28.5^{a}	$1598,7 \pm 30,35^{ab}$	1572.167 ± 30.17^{b}	$1653,6 \pm 28,93^{ab}$
Peso da carcaça ^{A}	915.667 ± 32.08^{d}	1451.933 ± 28.5^{a}	1236.3 ± 30.35^{c}	1227.167 ± 30.17^{c}	1333.85 ± 28.93^{b}
Peso da carcaça ^{B}	869.333 ± 27.14^{d}	1382.333 ± 24.84^{a}	1172.333 ± 26.56^{c}	1167 ± 26.27^{c}	1268.667 ± 25.41^{b}
Percentagem de cobertura ^{A}	69.053 ± 0.79^{d}	85.051 ± 0.23^{a}	77.152 ± 0.43^{c}	77.53 ± 0.42^{c}	80.132 ± 0.34^{b}
Percentagem de cobertura ^{B}	65.689 ± 0.51^{d}	80.916 ± 0.08^{a}	73.008 ± 0.27^{c}	73.71 ± 0.25^{c}	75.978 ± 0.2^{b}
Coxas R.W.	31.48±0.5	31.105±0.19	31.17±0.25	31.82±0.36	31.3±0.22
Peito R.W.	24.13 ± 0.18^{b}	23.711 ± 0.1^{a}	$23,916 \pm 0,08^{ab}$	23.654 ± 0.09^{b}	23.659 ± 0.09^{a}
Voltar R.W.	20.492 ± 0.074^{b}	21.355 ± 0.042^{a}	20.728 ± 0.108^{b}	20.45 ± 0.02^{b}	21.103 ± 0.019^{a}
Asas R.W.	11.958±0.216	11.957±0.09	11.747±0.133	11.998±0.108	11.664±0.161
Pescoço R.W.	7.075±0.161	7.107±0.083	7.074±0.110	7.157±0.138	7.093±0.036
Hart R.W.	0.761±0.107	0.745±0.025	0.795±0.04	0.731±0.034	0.704±0.045
Fígado R.W.	2.26±0.14	2.307±0.083	2.492±0.094	2.394±0.106	2.337±0.059
Moela R.W.	1.844±0.13	1.809±0.051	2.083±0.055	1.845±0.059	2.142±0.058

- Os valores médios com o mesmo sobrescrito na linha diferem significativamente ($P < 0,01$).

- R.W.: significa peso relativo.

- ^{A} Sobrescrito: significa miudezas alimentares envolvidas no peso ou na percentagem.

- ^{B} sobrescrito: significa que a ingestão de miudezas não teve qualquer influência no peso ou na percentagem.

Table 2: Caraterísticas médias (± E.S.) da carcaça das fêmeas para os tratamentos de uropigialectomia parcial na 12ª semana de idade.

Parâmetros	Tratamentos				
	T1	T2	T3	T4	T5
Peso corporal vivo	940.333±24.57^{c}	1301.633±24.31^{a}	990.2±22.21^{c}	1191.967±24.04^{b}	1186.567±23.54^{b}
Peso da carcaça ^{A}	576.233±24.57^{d}	1277.633±24.31^{a}	743.767±22.21^{c}	945.967±24.04^{b}	948.267±23.54^{b}
Peso da carcaça ^{B}	542.833±21.68^{d}	1206.433±21.6^{a}	700.867±19.61^{c}	891.667±21.4^{b}	893.8±20.47^{b}
Percentagem de cobertura ^{A}	64.752±0.01^{d}	90.557±0.03^{a}	77.052±0.56^{c}	80.996±0.42^{b}	81.335±0.4^{b}
Percentagem de cobertura ^{B}	61.04±0.8^{d}	85.385±0.07^{a}	72.481±0.39^{c}	76.446±0.29^{b}	76.681±0.23^{b}
Coxa R.W.	29.568±0.327	28.624±0.161	29.019±0.315	28.762±0.158	29.196±0.325
Peito R.W.	23.209±0.23^{b}	23.416±0.083^{a}	23.508±0.219^{b}	23.372±0.056^{b}	23.344±0.028^{b}
Voltar R.W.	22.159±0.056	22.332±0.029	22.102±0.044	22.478±0.105	22.314±0.123
Asas R.W.	12.793±0.117	13.118±0.074	12.892±0.187	12.877±0.061	12.858±0.106
Pescoço R.W.	6.548±0.219	6.8±0.089	6.55±0.187	6.894±0.141	6.567±0.162
Hart R.W.	0.733±0.0.68	0.714±0.037	0.721±0.073	0.701±0.063	0.712±0.073
Fígado R.W.	2.619±0.087	2.629±0.021	2.722±1.061	2.615±0.31	2.635±0.059
Moela R.W.	2.372±0.102	2.367±0.052	2.487±0.047	2.3±0.042	2.373±0.055

- Os valores médios com o mesmo sobrescrito na linha diferem significativamente (P < 0,01).
- Os valores médios dos seios diferem significativamente (P < 0,05)
- R.W.: significa peso relativo.
- ^{A} Sobrescrito: significa miudezas alimentares envolvidas no peso ou na percentagem.
- ^{B} sobrescrito: significa que a ingestão de miudezas não teve qualquer influência no peso ou na percentagem.

4.4 Discussão

A presente investigação melhorou o facto de a remoção da glândula uropigial ter um efeito significativo nas principais caraterísticas da carcaça do frango Akar Putra no que se refere a: peso corporal vivo, peso da carcaça com e sem miudezas, percentagem de preparação com e sem miudezas, peso relativo do peito e do dorso. O quadro 3 mostra o rácio de variação (%) das caraterísticas da carcaça dos machos dos tratamentos com UP em relação ao grupo de controlo. De um modo geral, foram indicadas variações notáveis no rácio do peso da carcaça dos tratamentos UP com e sem miudezas, bem como na percentagem de preparação com e sem miudezas. O rácio de variação mais elevado do que o do grupo de controlo na caraterística de peso da carcaça com miudezas foi em T2= 58,566, seguido de T5= 45,67, T3= 35,016 e T4= 34,019.

Da mesma forma, o tratamento T2 alcançou prioridade no peso da carcaça sem comer miúdos foram 59,011 seguido por T5 = 45,936, T3 = 34,854 e T4 = 34,241. Além disso, observou-se uma variação notável na percentagem de preparação com rácio de traços de miudezas no T2= 30,414, seguido do T5= 21,793, T4= 17,849 e T3= 16,784. A mesma ordem de superioridade na percentagem de molho sem o traço de miudezas foi mostrada da seguinte forma T2= 30,764, T5= 22,001, T4= 18,032 e T3= 16,632.

O quadro 4 evidencia um aumento notável do rácio de variação das caraterísticas de carcaça das fêmeas nos tratamentos com UP. No peso da carcaça com caraterística de comer miudezas, as razões de variação foram as seguintes: T2= 121,722, T5= 64,563, T3= 64,164 e T4= 29,074. Enquanto que, no peso da carcaça sem comer miudezas os traços foram: T2= 122,247, T5= 64,655, T3= 64,262 e T4= 29,113. O rácio de variação do tratamento T2 foi significativamente superior ao do tratamento T2 na percentagem de molho com o traço das miudezas, que foi de 60,313, seguido do T5= 30,5, T4= 29,592 e T3= 22,639. O mesmo foi observado no carácter de percentagem de preparação, como se segue: T2= 60,678, T5= 30,564, T4= 29,658 e T3= 22,669. Estes resultados estão de acordo com Al-Hassani, D.H. et al., (2008) quando testaram o efeito da remoção da glândula uropigial (uropigialectomia) nas mesmas pistas de sémen de machos reprodutores de frangos de corte, e obtiveram efeitos significativos da remoção da glândula em todas as pistas de sémen testadas. Além disso, recomendaram que a uropigialectomia poderia ser utilizada como uma ferramenta para melhorar a fertilidade num criador de frangos de carne com idades compreendidas entre 38 e 54 semanas. Montalti et al., (1998, 2000, 2001); Moyer et al., (2003a, b) apoiaram a ideia de que a remoção cirúrgica da glândula uropigial não tem necessariamente um impacto positivo no desempenho corporal de todas as espécies de aves. Estes autores demonstraram que a remoção cirúrgica da glândula uropigial em Columba livia não afectou o comportamento, a sobrevivência e as taxas de ganho de peso corporal e de alimentação, durante um período de dois meses. Em todas as espécies de aves examinadas até à data, esta glândula está presente ao longo do desenvolvimento embrionário; no entanto, não está necessariamente presente no adulto (Montalti e Salibian, 2000; Salibian e Montalti, 2009; Martin et al., 2009). Essa glândula pode ser considerada uma caraterística primitiva do grupo das aves, pois as ordens que não possuem a glândula quando adultas estão possivelmente exibindo uma forma de especialização secundária (Montalti e Salibian, 2000). A este respeito, Montalti et al., (2006) mediram vários parâmetros bioquímicos relacionados com a fisiologia da glândula, comparando espécimes de controlo com espécimes sem glândula. Não foram encontradas diferenças nos níveis séricos de colesterol, lípidos totais e cálcio após 32-120 dias. Assim, não se verificou qualquer alteração em dois parâmetros bioquímicos básicos associados ao metabolismo dos lípidos e num parâmetro crítico relacionado com a homeostasia mineral, quatro meses após a ablação da glândula. Estes resultados sugerem que a glândula uropigial pode não estar relacionada, pelo menos fisiologicamente, com a homeostasia dos lípidos ou com a regulação do metabolismo do cálcio.

Table 3: Efeito da ablação parcial da glândula uropigial às semanas 3, 4, 5 e 6 de idade sobre o rácio de variação (%) dos machos na idade de comercialização.

Parâmetros	Tratamentos			
	T2	T3	T4	T5
Peso vivo	21.643	15.651	13.76	19.653
Peso da carcaça [A]	58.566	35.016	34.019	45.67
Peso da carcaça [B]	59.011	34.854	34.241	45.936
Vestir	30.414	16.784	17.849	21.793
percentagem [A] Pensos	30.764	16.632	18.032	22.001
percentagem [B] Coxa R.W.	-0.701	-0.31	1.319	-0.317
Peito R.W.	2.764	1.432	-0.12	2.194
Voltar R.W.	2.094	0.728	0.156	1.935
Asas R.W.	-2.039	-1.704	-0.05	-2.823
Pescoço R.W.	-5.15	-4.339	-3.643	-4.494
Hart R.W.	-7.572	-0.038	-8.5	-11.926
Fígado R.W.	-3.587	5.529	-0.971	-1.478
Moela R.W.	-5.428	0.045	-2.696	-1.317

- R.W.: significa peso relativo.

- Um sobrescrito: significa que as miudezas alimentares estão envolvidas no peso ou na percentagem.

- [B] sobrescrito: significa que a ingestão de miudezas não teve qualquer influência no peso ou na percentagem.

Table 4: Efeito da ablação parcial da glândula uropigial às semanas 3, 4, 5 e 6 de idade sobre o rácio de variação (%) das fêmeas na idade de comercialização.

Parâmetros	_ Tratamentos			
	T2	T3	T4	T5
Peso vivo	38.423	5.303	26.76	26.186
Peso da carcaça [A]	121.722	29.074	64.164	64.563
Peso da carcaça [B]	122.247	29.113	64.262	64.655
Vestir	60.313	22.639	29.592	30.5
percentagem [A]	60.678	22.669	29.658	30.564
Vestir				
percentagem [B]	-0.543	0.468	-0.38	0.504
Coxa R.W.				
Peito R.W.	2.727	0.013	0.031	-0.369
Voltar R.W.	-0.49	-0.162	0.255	-0.305
Asas R.W.	-0.2	-0.066	0.784	0.76
Pescoço R.W.	-2.314	-1.15	-0.204	-0.721
Hart R.W.	-7.915	-2.373	-5.548	-4.433
Fígado R.W.	-2.769	-1.732	-0.489	0.006
Moela R.W.	-3.067	2.025	0.6	-0.273

- R.W.: significa peso relativo.
- Um sobrescrito: significa que as miudezas alimentares estão envolvidas no peso ou na percentagem.
- [B] sobrescrito: significa que a ingestão de miudezas não teve qualquer influência no peso ou na percentagem.

CAPÍTULO 5 EFEITO DA ABLAÇÃO PARCIAL DA GLÂNDULA UROPIGIAL NAS CARACTERÍSTICAS MORFOLÓGICAS EXTERNAS DA GALINHA AKAR PUTRA

5.1 Introdução

A informação sobre a caraterização é essencial para a conceção de programas de conservação, desenvolvimento e melhoramento genético de animais na gestão dos Recursos Genéticos Animais (RGA) a nível local, nacional, regional e global (FAO, 2012). Muitos esforços começaram a caraterizar os animais nos países em desenvolvimento para fornecer uma base para o desenvolvimento de abordagens de melhoramento genético sustentável. Entre estes esforços está o programa da FAO para desenvolver uma Estratégia Global para a Gestão dos Recursos Genéticos dos Animais de Criação (Gibson et al., 2006). As medições lineares do corpo, baseadas no ponto de vista da genética animal, e os melhoramentos tornaram-se a aplicação típica para reduzir as dificuldades práticas de medição do peso vivo a nível do campo (Ige et al., 2006; Momon e Kershima, 2008; Assan, 2013). As caraterísticas fenotípicas, como o tamanho e a conformação do corpo, são muito importantes para a subsistência e a segurança do agregado familiar nas explorações agrícolas rurais (Cabarles et al., 2012). Estes traços quantitativos incluem as dimensões das diferentes partes do corpo e o peso do corpo vivo. Têm uma forte correlação com os parâmetros de produção e variam consoante a idade do animal e o ambiente de produção (FAO, 2012).

Muitas espécies pecuárias aplicam uma metodologia para a caraterização morfológica com o objetivo de comparar as suas várias raças. Nas galinhas, poucas medidas foram efectuadas em aves vivas; alguns estudos foram realizados em galinhas selvagens (não domesticadas). Para além disso, algumas medições como: medidas ornitológicas, envergadura, comprimento do bico, comprimento do pente, tamanho aparente, comprimento do tarso dobrado, envergadura e comprimento do terceiro primário foram relatadas por Scott, (1982) e Ralph et al., (1993). Não existe qualquer documento relativo à morfologia externa da galinha Akar Putra e à sua eficácia através de qualquer aplicação. Assim, este estudo foi realizado com o objetivo principal de comparar os parâmetros morfológicos externos em 3 idades (7, 10 e 12) semanas entre os tratamentos com PU e o grupo de controlo.

5.2 Material e método

5.2.1 Alimentação e gestão de animais

A raça e o número de galinhas Akar Putra, o alojamento, o projeto experimental e o procedimento de ablação parcial da glândula uropigial (PU) foram os mencionados no capítulo três.

5.2.2 Caraterísticas morfológicas externas:

Às semanas 7, 10 e 12 de idade, todas as aves deste estudo foram capturadas e os caracteres quantitativos foram registados individualmente. Foram selecionadas 16 variáveis zoométricas, divididas em cinco categorias em função da região corporal da ave: caraterísticas gerais, cabeça, pescoço, corpo e extremidades. As medições de um par de órgãos foram efectuadas no lado direito das aves. Todas as medições foram efectuadas com base nas técnicas referidas por Scott, (1982); Pettingill, (1985); Monsi, (1992); Bosch, (1996); Udeh et al., (2011); Francesch et al., (2011) e Assan, (2013).

A. Caraterísticas gerais:

a. Peso corporal vivo (PC): as aves foram pesadas no mesmo dia pelo mesmo operador, tendo sido utilizada uma balança eletrónica para o efeito.

b. Medida ornitológica (BL): medida desde a ponta do bico até à extremidade da unha do dedo da terceira pata, quando a ave é deitada sobre o abdómen, esticando o corpo o mais possível.

c. Taxa de crescimento (GR): calculada com base na fórmula apresentada por Brody, (1945).

B. Cabeça

a. Comprimento do favo (CL): Distância entre a inserção do pente no bico e a extremidade do lóbulo do pente.

b. Largura do pente (CW): Distância entre a ponta da espiga central e a inserção do pente no crânio. Se o número de espigas for par, deve ser escolhida a mais alta.

c. Comprimento do bico (BEL): Comprimento desde a ponta do bico até à inserção do bico no crânio.

d. Largura do bico (BEW): Medida a partir da inserção do bico no crânio e perpendicularmente à extremidade da mandíbula inferior.

e. Comprimento da barbela (WAL): comprimento a partir da inserção da barbela direita no bico, segurando a barbela com uma mão e traçando uma linha reta até à extremidade da barbela.

f. Largura da acácia (WW): Medida da segunda dimensão máxima da acácia perpendicular ao comprimento.

C. Pescoço

a. Comprimento do pescoço (NL): A ave tinha de ser imobilizada do seu lado esquerdo na mesa de trabalho por um operador, que esticava as pernas com uma mão e o pescoço com a outra. Um outro operador mediu a distância entre a base do crânio e a inserção do pescoço no corpo ao longo das vértebras cervicais.

D. Corpo

a. Comprimento do dorso (BAL): comprimento desde a inserção do pescoço no corpo até à sela.

b. Comprimento do peito (BRL): Distância entre as superfícies inferiores da articulação da pá e a quinta crista da caixa torácica, quando a ave é deitada do lado direito.

c. Largura do peito (BRW): distância entre as superfícies inferiores das articulações das espáduas a partir do lado abdominal da ave.

d. Comprimento da quilha do esterno (KBL): Distância entre os dois vértices do esterno.

E. Comprimento das extremidades

a. Membros anteriores (envergadura) (WL): Distância entre a articulação do ombro direito e a extremidade do segundo dedo.

b. Membros das mãos (pernas) (LL): Distância entre a articulação pélvica direita e a extremidade do terceiro dedo.

Rácio de variação das caraterísticas fenotípicas registado com base na fórmula apresentada por Jawad et al., (2015).

5.2.3Conceção da investigação e análise dos dados:

Esta investigação utilizou uma amostragem aleatória completa unidirecional. Os dados obtidos foram analisados através de uma análise de variância (ANOVA) unidirecional. Se o tratamento afectasse significativamente o frango, aplicar-se-ia o LSD e o intervalo múltiplo de Duncan (1955) (DRMT) (Gaspers, 1991; Genstat, 2003). As diferenças entre os tratamentos foram consideradas significativas com P< 0,01.

5.3 Resultados

O presente estudo descreve cinco categorias fenotípicas do frango Akar Putra. As variáveis zoométricas foram medidas às semanas 7, 10 e 12 de idade das aves para registar e monitorizar o nível de contraste entre as variáveis.

5.3.1Medidas zoométricas na 7ª semana de idade:

As medidas corporais na 7ª semana mostraram que quatro variáveis nos machos e cinco nas fêmeas foram significativamente diferentes entre os tratamentos. Foram elas: PC, BRW, CW e WAL nos machos. Além disso, PC, BRL, WL, BEL e WAL nas fêmeas.

A Tabela 5 apresenta as estatísticas descritivas do peso corporal e das medidas corporais dos machos dos tratamentos de UP e do grupo de controlo às sete semanas de idade. Os machos dos tratamentos T2, T3 e T4 registaram um efeito altamente significativo (P< 0,01) em comparação com o tratamento T5 e o grupo de controlo na caraterística de peso corporal. É de notar que o tratamento T2 registou um peso vivo superior, 815,667 gm. Nesta semana, os peitos dos machos dos tratamentos PU eram muito largos em comparação com o grupo de controlo, especialmente no tratamento T5, que registou 11,783 cm. No entanto, não foi indicado um impacto significativo entre T1 e T4 nesta caraterística. Um efeito significativo (P< 0,01) da capacidade de

CW foi registado em T2 (2,132 cm). Todos os tratamentos de PU registaram barbilhões mais longos em comparação com o grupo de controlo, embora não haja diferença percetível entre T4 e os tratamentos de controlo.

A Tabela 6 mostra a variação das caraterísticas zoométricas das fêmeas entre os tratamentos. Os efeitos da remoção cirúrgica da glândula uropigial às semanas 3, 5 e 6 de idade destacaram-se pela superioridade significativa em relação ao resto das transacções. Não se registou tanto valor moral para o traço BRL no tratamento T3 apesar da ausência de uma diferença significativa entre este e o valor do BRL do grupo de controlo. Enquanto o carácter envergadura (WL) foi proeminente nos tratamentos T4 e T5 e menos pronunciado nos tratamentos T2 e T3 em comparação com o tratamento de controlo. O bico mais comprido foi registado em T2, que apresentou uma superioridade significativa em relação aos tratamentos T1 e T3; no entanto, a superioridade não foi significativa em relação aos tratamentos T4 e T5. Da mesma forma, a caraterística WAL em T5 tem superioridade moral em comparação com o tratamento de controlo, mas diferiu de forma não significativa com os restantes tratamentos de PU.

Table 5: Medidas zoométricas médias (± E.S.) dos machos do grupo de controlo e dos tratamentos com UP à 7ª semana de idade.

Variáveis		Tratamentos				
		T1	T2	T3	T4	T5
BW		717.333±12.129^{c}	815.667±9.244^{a}	770.667±8.09^{b}	775.333±7.219^{b}	728±7.81^{c}
BL		50.833±1.474	55.553±1.412	52.108±1.27	53.633±1.057	52.883±0.769
NL		10.9±0.524	12.167±0.352	11.467±0.222	11.567±0.326	29.517±17.907
BAL		15.5±0.848	15.367±0.462	15.533±0.273	14.65±0.536	15.683±0.0.376
BRD	L	7±0.118	6.95±0.286	6.65±0.177	7.15±0.092	7.417±0.091
	W	9.55±0.391^{c}	11,5±0,359^{ab}	11,033±0,457^{ab}	10,5±0,397^{bc}	11.783±0.346^{a}
KBL		8.367±0.36	8.817±0.353	8.667±0.123	9.033±0.102	8.667±0.208
WL		16.683±0.362	18.483±0.464	17.467±0.331	17.583±0.43	17.833±0.418
LL		27.3167±0.844	30.183±1.008	28.383±0.586	28.983±0.522	29.033±0.606
CD	L	3.292±0.108	4.499±0.245	3.599±0.139	3.261±0.267	3.933±0.104
	W	1.668±0.116^{b}	2.132±0.14^{a}	1.686±0.09^{b}	1.516±0.105^{b}	1.778±0.119^{b}
CAMA	L	1.888±0.041	1.867±0.018	1.8255±0.046	1.8602±0.014	1.836±0.047
	W	1.05±0.035	1.135±0.036	1.096±0.041	1.0528±0.027	1.079±0.037
WD	L	1.586±0.134^{c}	2.128±0.129^{a}	1,942±0,132^{ab}	1,8502±0,029^{ab}	1,716±0,077^{bc}
	W	1.427±0.194	1.602±0.181	1.664±0.16	1.587±0.063	1.323±0.099

- Os valores médios com o mesmo sobrescrito na linha diferem significativamente ($P < 0,01$).

- BW: Peso da ave; BL: Comprimento da ave; NL: Comprimento do pescoço; BAL: Comprimento do dorso; BRD: Diâmetros do peito; KBL: Comprimento do osso da quilha; WL: Comprimento da asa; LL: Comprimento da perna; CD: Diâmetros do pente; BED: Diâmetros do bico; WD: Diâmetros da barbela; L: Comprimento; W: Largura.

Table 6: Medidas zoométricas médias (± E.S.) das fêmeas do grupo de controlo e dos tratamentos com UP à 7ª semana de idade.

Variáveis		Tratamentos				
		T1	T2	T3	T4	T5
BW		503.5±15.878ᵇ 620±8.373ᵃ		543±14.146ᵇ	632±13.569ᵃ	651.5±11.837ᵃ
BL		47.833±0.904	50.405±0.694	49.15±0.879	50.733±1.044	49.717±1.374
NL		10.55±0.401	11.417±0.25	10.983±0.202	10.817±0.382	11.117±0.048
BAL		14.467±0.236	14.083±0.469	13.833±0.239	14.22±0.439	14.85±0.339
BRD	L	6,667±0,109ᵃᵇ	6.8±0.191ᵃ	6.317±0.079ᵇ	7±0.167ᵃ	6.967±0.204ᵃ
	W	8.65±0.195ᵇ	10.333±0.203ᵃ	9.483±0.183ᶜ	10.35±0.277ᵃ	10.45±0.371ᵃ
KBL		7.533±0.249	8.067±0.187	8±0.198	8.45±0.247	7.967±0.242
WL		15.617±0.236ᵇ	16,5±0,261ᵃᵇ	16,5±0,356ᵃᵇ	16.65±0.302ᵃ	17.1±0.406ᵃ
LL		25.25±0.495	26.883±0.397	26.383±0.607	27.433±0.747	26.267±0.682
CD	L	2.193±0.139	2.253±0.056	2.314±0.052	2.284±0.057	2.454±0.089
	W	0.647±0.121	0.677±0.041	0.588±0.061	0.562±0.026	0.706±0.07
CAMA	L	1.69±0.047ᵇ	1.885±0.021ᵃ	1.715±0.026ᵇ	1,802±0,055ᵃᵇ	1,813±0,049ᵃᵇ
	W	0.978±0.037	1.043±0.017	0.979±0.029	1.02±0.03	1.028±0.021
WAD	L	1.124±0.055ᵇ	1,323±0,073ᵃᵇ	1,207±0,121ᵃᵇ	1,317±0,057ᵃᵇ	1.502±0.054ᵃ
	W	0.488±0.042	0.53±0.03	0.466±0.02	0.747±0.174	0.693±0.077

- Os valores médios com o mesmo sobrescrito na linha diferem significativamente (P < 0,01).

- BW: Peso da ave; BL: Comprimento da ave; NL: Comprimento do pescoço; BAL: Comprimento do dorso; BRD: Diâmetros do peito; KBL: Comprimento do osso da quilha; WL: Comprimento da asa; LL: Comprimento da perna; CD: Diâmetros do pente; BED: Diâmetros do bico; WAD: Diâmetros da barbela; L: Comprimento; W: Largura.

5.3.2Medidas zoométricas na 10ª semana de idade:

Sete variáveis corporais, tanto nos machos como nas fêmeas, apresentaram diferenças significativas (P< 0,01) entre os tratamentos. Foram elas: PB, BL, BRL, BEW, BAL, CL e BEL nos machos. Enquanto que, nas fêmeas, foram BW, BL, NL, BEW, LL e WAL e WW.

O quadro 7 apresenta uma visão global das médias e dos valores de erro padrão das caraterísticas fenotípicas do corpo dos machos em todos os tratamentos. Nesta idade, as diferenças entre os tratamentos começaram a ser mais pronunciadas na maioria das caraterísticas. Os machos dos tratamentos de PU tiveram um desempenho superior ao dos machos do grupo de controlo em caraterísticas variáveis significativas, tais como PC, BL, BRL, BRW e CL. O terceiro tratamento registou uma diferença significativa (P< 0.01) nos pesos médios dos machos 1325.333gm e seguido por T2, T5, T4 e T1. Os seus pesos médios foram 1282.667gm, 1260.333gm, 1258gm e 1165.333gm correspondentemente. Os machos do tratamento T2 superaram os outros tratamentos nas caraterísticas BL, BAL, BRL e CL e os valores foram 68.783cm, 19.55cm, 9.85cm e 6.112cm respetivamente. Todos os tratamentos de PU superaram o grupo de controlo na propriedade BRW, e o valor mais alto foi no terceiro tratamento ou a excelência para o benefício de uma receita BEL foi no tratamento T4.

A Tabela 8 mostra as caraterísticas fenotípicas do corpo das fêmeas, que foram medidas e analisadas estatisticamente na 10ª semana. O efeito da remoção parcial da glândula uropigial reflectiu-se em duas caraterísticas nesta idade, nomeadamente o BL e o NL, onde todos os tratamentos com PU tornaram notável a superioridade moral em relação ao grupo de controlo. Os valores mais elevados nestas caraterísticas foram registados em T4=63,5cm e 14,6cm respetivamente. As fêmeas dos tratamentos T4 e T5 registaram os valores mais elevados de peso vivo 999. 333gm seguido de T2= 934.667gm, T3=836.667gm e T1=815.667gm.

O tratamento número quatro foi o mais avançado do que os restantes tratamentos pela superioridade nas seguintes caraterísticas: BRW, LL e WL e os valores foram 12.95cm, 35.5cm e 1.534cm respetivamente. Por outro lado, foram registados barbilhões mais largos nas fêmeas do segundo tratamento (0,872 cm).

5.3.3Medidas zoométricas na 12ª semana de idade:

Todas as caraterísticas fenotípicas da maioria das aves foram muito significativamente distintas entre os tratamentos nesta idade. Nos machos, os tratamentos foram significativamente diferentes (P< 0,01) nas seguintes caraterísticas: BW, BL, GR, BRL e BRW e também o NL, back, KBL, WL e LL. No entanto, nas fêmeas foram: BW, BL, GR, BRW, NL e CL.

Relativamente aos machos, a Tabela 9 mostra a comparação estatística de todas as caraterísticas fenotípicas estudadas à 12ª semana de idade. O segundo tratamento predominou sobre os restantes tratamentos nas seguintes caraterísticas: PC, BL, NL, BRL, WL e LL, os valores foram de 1673gm, 75,933cm, 18,567cm, 10,267cm, 23,833cm e 42,133cm respetivamente.

Tabela 7: Medidas zoométricas médias (± E.S.) dos machos do grupo de controlo e dos tratamentos com UP na 10ª semana de idade.

Variáveis		Tratamentos T1	T2	T3	T4	T5
BW		1165.333±18.765 c	1282,667±14,438^{a} b	1325.333±15.301 a	1258±13.577^{b}	1260.333±11.837 b
BL		60.233±1.937^{c}	68.783±1.746^{a}	67,6±0,777^{ab}	67,8±1,986^{ab}	64.083±0.53^{b}
NL		14±0.751	15.817±0.583	16.033±0.623	16.367±0.167	15.467±0.442
BAL		18.067±0.318^{b}	19.55±0.682^{a}	19,467±0,433^{ab}	20.95±0.953^{a}	19,017±0,338^{ab}
BRD	L	8.633±0.267^{d}	9.85±0.189^{a}	9,5±0^{bc}	9,833±0,033^{ab}	9.233±0.067^{c}
	W	10.767±0.12^{b}	12.767±0.531^{a}	13.9±0.4^{a}	13.133±0.713 a	12.667±0.475^{a}
KBL		10.033±0.328	10.85±0.494	11.367±0.24	11.267±0.47	10.85±0.203
WL		19.933±0.384	22.033±0.674	22.067±0.939	22.233±0.437	20.65±0.115
LL		33.533±0.902	35.917±1.559	36.933±0.722	38.133±0.684	35.967±0.352
CD	L	4.185±0.162^{c}	6.112±0.417^{a}	5,039±0,16^{bc}	5,552±0,363^{ab}	5,044±0,275^{ab}
	W	2.627±0.215	3.339±0.22	2.928±0.12	3.149±0.123	2.727±0.162
CAMA	L	2,188±0,084^{ab}	2.223±0.039^{a}	2.273±0.048^{a}	2.328±0.018^{a}	2.106±0.045^{b}
	W	1.167±0.024	1.255±0.03	1.253±0.038	1.305±0.035	1.175±0.036
WAD	L	2.13±0.121	2.764±0.272	2.843±0.126	3.091±0.145	2.202±0.089
	W	2.403±0.082	2.771±0.32	3.098±0.214	3.385±0.173	2.46±0.236

- Os valores médios com o mesmo sobrescrito na linha diferem significativamente ($P < 0,01$).
- BW: Peso da ave; BL: Comprimento da ave; NL: Comprimento do pescoço; BAL: Comprimento do dorso; BRD: Diâmetros do peito; KBL: Comprimento do osso da quilha; WL: Asa comprimento; LL: comprimento da perna; CD: Diâmetros do pente; BED: Diâmetros do bico; WAD: Diâmetros da barbela; L: Comprimento; W: Largura.

Table 8: Medidas zoométricas médias (± E.S.) das fêmeas do grupo de controlo e dos tratamentos com UP à 10ª semana de idade.

Variáveis		Tratamentos				
		T1	T2	T3	T4	T5
BW		815.667±18.765^{c}	934.667±7.219^{b}	836.667±17.033^{c}	999.333±12.991^{a}	999.333±10.682^{a}
BL		54.433±0.521^{c}	61±0.451^{a}	58.3±2.23^{b}	63.5±0^{a}	58,633±1,332^{ab}
NL		12.333±0.433^{b}	14.45±0.167^{a}	13.833±0.348^{a}	14.6±0.467^{a}	14.05±0.328^{a}
BAL		16.233±0.353	17.5±0.757	16.733±1.071	18.2±0.2	16.45±0.721
BRD	L	8.167±0.033	8.817±0.133	8.367±0.088	8.5±0	7.9±0.433
	W	10.4±0.289^{b}	11,6±0,265^{ab}	11.167±0.706^{b}	12.95±0.1^{a}	11,633±0,393^{ab}
KBL		9.167±0.353	10.133±0.115	9.533±0.549	10.85±0.433	11.417±3.233
WL		18.333±0.088	18.667±0.176	18.1±0.833	19.6±0.067	19.083±0.318
LL		29.4±0.1^{c}	32,567±0,033^{ab}	31,267±1,648^{bc}	35.5±0^{a}	31.35±0.551^{b}
CD	L	2.428±0.091	2.645±0.18	2.598±0.095	2.803±0.101	2.62±0.04
	W	0.594±0.028	0.936±0.041	0.902±0.228	0.914±0.098	0.767±0.051
CAMA	L	1.963±0.044	2.109±0.062	2.094±0.085	2.021±0.022	2.042±0.03
	W	1.062±0.025	1.092±0.016	1.138±0.066	1.187±0.03	1.119±0.035
WAD	L	1.288±0.01^{b}	1.37±0.029^{b}	1.221±0.074^{b}	1.534±0.063^{a}	1.529±0.058^{a}
	W	0.595±0.025^{c}	0.872±0.114^{a}	0,685±0,015^{bc}	0,702±0,023^{ab}	0,718±0,105^{ab}

- Os valores médios com o mesmo sobrescrito na linha diferem significativamente ($P < 0{,}01$).

- BW: Peso da ave; BL: Comprimento da ave; NL: Comprimento do pescoço; BAL: Comprimento do dorso; BRD: Diâmetros do peito; KBL: Comprimento do osso da quilha; WL: Asa comprimento; LL: comprimento da perna; CD: Diâmetros do pente; BED: Diâmetros do bico; WAD: Diâmetros da barbela; L: Comprimento; W: Largura.

Os machos dos tratamentos de PU foram superiores aos machos do grupo de controlo nos valores do calibre da taxa de crescimento, que com base numa ordem de prioridade foram os seguintes: T3=191,908, T5=191,872, T4=191,804, T2=191,802 e T1=189,902. É de salientar que os machos dos tratamentos T3 e T2 obtiveram os maiores valores na receita de largura do peito em relação às restantes transacções.

As caraterísticas fenotípicas de ambas as fêmeas foram indexadas na Tabela 10. As fêmeas dos tratamentos de UP conseguiram ultrapassar consequentemente no calibre da taxa de crescimento calculada e os valores de acordo com a sequência de prioridades foram os seguintes: T2=1189,333, T4=1187,333, T5=1182,333, T3=977,667 e

T1=973,333 sem impacto significativo foram indicados entre T3 e T4. Os pesos corporais vivos nos tratamentos T2, T4 e T5 foram significativamente mais elevados do que os valores médios dos grupos T3 e de controlo. No entanto, o peso corporal das fêmeas no tratamento T3 foi superior ao do grupo de controlo, mas não a um nível significativo. O peso corporal dos tratamentos, do maior para o menor valor, foi o seguinte T2=1189,3gm, T4=1187,3gm, T5=1182,3gm, T3=977,6gm e T1=937,3gm. BL, NL, BRW e CL foram moralmente mais altos no tratamento T2. Foram registados 66,233cm, 16,267cm, 13,233cm e 3,215cm nestas caraterísticas, respetivamente.

Table 9: Medidas zoométricas médias (± E.S.) dos machos do grupo de controlo e dos tratamentos com UP na 12ª semana de idade.

Variáveis		Tratamentos				
		T1	T2	T3	T4	T5
BW		1390.667 ± 20.21^{d}	1673 ± 14.154^{a}	$1598,333 \pm 12,414^{bc}$	1577.667 ± 12.414^{c}	$1639,333 \pm 9,244^{ab}$
GR		189.902 ± 0.143^{b}	191.802 ± 0.068^{a}	191.908 ± 0.062^{a}	191.804 ± 0.063^{a}	191.872 ± 0.045^{a}
BL		65.267 ± 1.586^{c}	75.933 ± 0.939^{a}	70.667 ± 1.359^{b}	$68,7 \pm 0,603^{bc}$	70.733 ± 0.96^{b}
NL		14.967 ± 0.467^{c}	18.567 ± 0.67^{a}	$16,367 \pm 0,567^{abc}$	$15,833 \pm 0,811^{bc}$	$17,833 \pm 1,235^{ab}$
BAL		$19,967 \pm 0,677^{bc}$	$21,567 \pm 0,067^{ab}$	$20,533 \pm 0,669^{abc}$	19.067 ± 0.433^{c}	21.867 ± 0.41^{a}
BRD	L	9.5 ± 0.306^{b}	10.267 ± 0.233^{a}	9.267 ± 0.12^{b}	9.2 ± 0.173^{b}	$9,833 \pm 0,203^{ab}$
	W	13.033 ± 0.318^{c}	$14,367 \pm 0,328^{ab}$	15 ± 0.153^{a}	$13,967 \pm 0,12^{bc}$	$13,767 \pm 0,491^{bc}$
KBL		11.3 ± 0.1^{c}	$12,2 \pm 0,3^{ab}$	$12,067 \pm 0,26^{ab}$	$11,733 \pm 0,12^{bc}$	12.567 ± 0.291^{a}
WL		$21,6 \pm 0,603^{bc}$	23.833 ± 0.601^{a}	$23,3 \pm 0,493^{ab}$	20.633 ± 0.784^{c}	$22,267 \pm 0,167^{abc}$
LL		36.333 ± 0.788^{c}	42.133 ± 0.684^{a}	39.467 ± 0.203^{b}	38.6 ± 0.586^{b}	39.233 ± 0.467^{b}
CD	L	4.846±0.264	7.552±1.528	5.69±0.045	5.601±1.23	6.117±0.551
	W	2.871±0.186	4.271±0.428	3.468±0.125	3.092±0.53	3.504±0.439
CAMA	L	2.256±0.076	9.827±7.487	2.466±0.037	2.284±0.07	2.179±0.044
	W	1.181±0.029	1.3±0.048	1.309±0.018	1.245±0.048	1.179±0.015
WAD	L	2.593±0.293	3.619±0.264	3.203±0.242	2.969±0.542	2.591±0.141
	W	2.991±0.166	4.155±0.582	3.607±0.246	3.478±0.594	2.87±0.396

- Os valores médios com o mesmo sobrescrito na linha diferem significativamente ($P < 0,01$).

- BW: Peso da ave; BL: Comprimento da ave; NL: Comprimento do pescoço; BAL: Comprimento do dorso; BRD: Diâmetros do peito; KBL: Comprimento do osso da quilha; WL: Comprimento da asa; LL: Comprimento da perna; CD: Diâmetros do pente; BED: Diâmetros do bico; WAD: Diâmetros da barbela; GR: Taxa de crescimento; L: Comprimento; W: Largura.

Table 10: Medidas zoométricas médias (± E.S.) das fêmeas do grupo de controlo e dos tratamentos com UP à 12ª semana de idade.

Variáveis		Tratamentos				
		T1	T2	T3	T4	T5
BW		937.333±21.942[b]	1189.333±14.146[a]	977.667±17.61[b]	1187.333±17.61[a]	1182.333±15.301[a]
GR		185.19±0.334[c]	188.562±0.132[a]	186.931±0.228[b]	189.179±0.156[a]	188.815±0.141[a]
BL		59.067±0.418[d]	66.233±0.841[a]	62,733±0,437[bc]	64,667±1,286[ab]	61,133±1,538[cd]
NL		14.5±0.231[b]	16.267±0.418[a]	14.467±0.338[b]	14.933±0.145[b]	15,533±0,433[ab]
BAL		17.5±0.503	18.067±0.448	16.8±0.3	19.367±0.371	18.633±0.318
BRD	L	8.6±0.153	9.333±0.12	8.633±0.067	8.867±0.033	8.6±0.153
	W	11.067±0.384[b]	13.233±0.384[a]	12.533±0.033[a]	13.067±0.426[a]	10.933±0.088[b]
KBL		10.033±0.167	11.033±0.145	10.267±0.067	11.233±0.296	10.467±0.491
WL		19.567±0.12	20.233±0.636	18.567±0.521	19.633±0.291	19.5±0.173
LL		31.167±0.546	35.733±0.906	32.967±0.467	35.167±0.684	32.567±0.786
CD	L	2.567±0.070[d]	3.315±0.0.83[a]	2,846±0,097[bc]	2.993±0.063[b]	2,683±0,103[cd]
	W	0.792±0.128	0.863±0.027	1.074±0.208	0.89±0.049	0.883±0.131
CAMA	L	2.048±0.045	2.179±0.13	2.263±0.042	2.224±0.149	2.17±0.065
	W	1.144±0.011	1.213±0.051	1.138±0.021	1.161±0.035	1.136±0.049
WAD	L	1.407±0.065	1.602±0.098	1.585±0.08	1.754±0.095	1.568±0.2
	W	0.714±0.028	0.732±0.059	0.755±0.054	0.869±0.036	0.679±0.118

- Os valores médios com o mesmo sobrescrito na linha diferem significativamente ($P < 0,01$).

- BW: Peso da ave; BL: Comprimento da ave; NL: Comprimento do pescoço; BAL: Comprimento do dorso; BRD: Diâmetros do peito; KBL: Comprimento do osso da quilha; WL: Asa comprimento; LL: comprimento da perna; CD: Diâmetros do pente; BED: Diâmetros do bico; WAD: Diâmetros da barbela; GR: Taxa de crescimento; L: Comprimento; W: Largura

5.4 Discussão

Os resultados morfométricos das diferentes categorias fenotípicas no presente estudo mostraram que as medidas lineares do corpo estavam relacionadas com um nível médio de desempenho produtivo. Estes resultados foram semelhantes aos de Akanno et al., (2007; Liyanage et al., (2014) que afirmaram que as categorias fenotípicas que são exóticas ou cruzamentos de genótipos exóticos mostraram as medidas lineares do corpo relacionadas com um nível comparativamente elevado de desempenhos de produção. Por outro lado, os resultados evidenciaram que o perímetro corporal foi identificado como uma caraterística preditora adequada do peso vivo.

O estudo propôs uma estratégia de classificação dos caracteres fenotípicos em três categorias que reflectem a vulnerabilidade dos caracteres pela ablação parcial da glândula uropigial (Tabela 11). Os caracteres foram colocados numa categoria, I ou II ou III, dependendo do início do aparecimento de alterações significativas entre tratamentos numa determinada receita. Considera-se a negligência da caraterística que não mostrou uma alteração significativa na 12ª semana, apesar de ter mostrado alterações significativas nas semanas de medição 7 ou 10. Dependendo do progresso, as receitas de peso vivo e largura do peito nos machos e a receita de peso vivo nas fêmeas foram classificadas na primeira categoria porque apresentaram alterações consequentes entre as transacções nas semanas de medição 7, 10 e 12. A classificação na segunda categoria pode incluir: o comprimento das aves, o comprimento do dorso e o comprimento do peito nos machos, bem como o comprimento das aves, o comprimento do pescoço e a largura do peito nas fêmeas, porque apresentaram alterações significativas entre as transacções nas semanas 7 e 10. Na semana 12, foi diagnosticado o início de alterações significativas nos comprimentos do pescoço, do osso da quilha e das extremidades nos machos, bem como no comprimento do pente nas fêmeas, pelo que foram colocados na terceira categoria de classificação. A este respeito, Assan, (2013) mencionou que o parâmetro morfométrico era uma boa forma de avaliar economicamente a raça ou a espécie. Os caracteres que mostram menos variabilidade dentro de uma raça indicam homogeneidade e identidade dessas categorias. No entanto, os caracteres que apresentam uma maior variação podem ser utilizados para fins de produção, como a previsão do peso vivo.

Quadro 11: Categorização das caraterísticas fenotípicas com base no início do aparecimento de efeitos significativos entre tratamentos.

Sexo	Categorização		
	I	II	III
Masculino	peso vivo largura do peito	comprimento das aves comprimento das	Comprimento do pescoço Comprimento do osso da

		costas comprimento quilha Comprimento das do peito extremidades
Feminino	peso vivo	comprimento das aves pente comprimento do pescoço largura do peito

Estes resultados estão de acordo com os de Ige et al., (2006); Momoh e Kershima, (2008) que mostraram que uma maior deposição de músculo no peito e na coxa criou uma forte relação entre o perímetro do peito ou o comprimento do pernil e o peso vivo. Com base no facto de a maior parte das medições lineares reflectirem principalmente o comprimento dos ossos dos animais, Oke et al., (2004); Abdullah et al., (2010) explicaram que foi indicada uma correlação duradoura entre o comprimento do jarrete e o comprimento do corpo, e que o perímetro corporal e o comprimento do corpo também são indicações de que o comprimento do jarrete e o perímetro corporal podem ser utilizados como indicadores do comprimento do corpo. No entanto, uma relação clara entre o perímetro do corpo e o comprimento do pernil pode ser utilizada de forma complementar na seleção (Falconer, 1989). Se a relação fenotípica explícita se traduzir numa relação genética positiva, a seleção de um melhorará o outro como resposta correlacionada (Muhiuddin, 1993; Apuno et al., 2011). Por outro lado, a circunferência do peito e a envergadura da asa, que geralmente têm menos variabilidade nas aves de capoeira, são utilizadas para caraterizar diferentes grupos fenotípicos (Momoh e Kershima, 2008). Philip, (1970) mencionou que o peso corporal era considerado como uma função da estrutura ou tamanho e condição do animal. A relação positiva entre o peso corporal e a maioria das medidas corporais mostrou que o peso corporal pode ser previsto a partir das medidas corporais. Uma observação semelhante foi registada por Ajayi et al., (2008); FAO, (2012).

As figuras 11 e 12 mostram a relação de variação entre os tratamentos com UP e o grupo de controlo no indicador da taxa de crescimento. Os frangos machos e fêmeas dos tratamentos de ablação parcial da glândula uropigial cresceram mais do que o grupo de controlo com base no indicador da taxa de crescimento. Nos machos, os valores do rácio de variação da taxa de crescimento de acordo com a superioridade foram os seguintes T3=1,056, T5=1,037, T4=1,001 e T2=1. Enquanto que nas fêmeas, os valores foram: T4=2,154, T5=1,957, T2=1,821 e T3=0,94.

Os factores genéticos e não genéticos controlam as caraterísticas de crescimento dos animais. O crescimento nas galinhas domésticas é normalmente medido pelo peso corporal e pela conformação corporal, que são os parâmetros mais importantes. As técnicas incluídas no controlo do crescimento das galinhas são demasiado complexas para serem explicadas apenas através de uma análise univariada, porque todas as caraterísticas relacionadas estão biologicamente correlacionadas devido ao efeito pleiotrópico dos genes e à ligação dos loci (Rosario et al., 2008; Udeh e Ogbu, 2011). Consequentemente, e com base no ponto de vista genético e de melhoramento dos animais, os componentes principais , como a taxa de crescimento e o peso corporal vivo, consideram simultaneamente um grupo de atributos que podem ser utilizados para fins de seleção (Pinto et al., 2006).

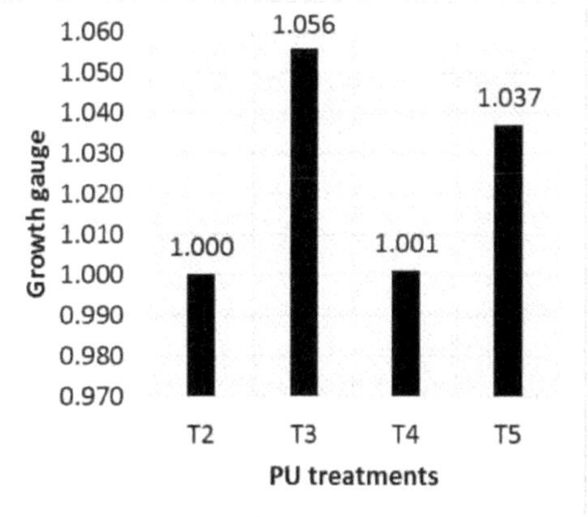

Figura 11: Rácio de variação do indicador da taxa de crescimento dos machos dos tratamentos com PU em relação ao grupo de controlo.

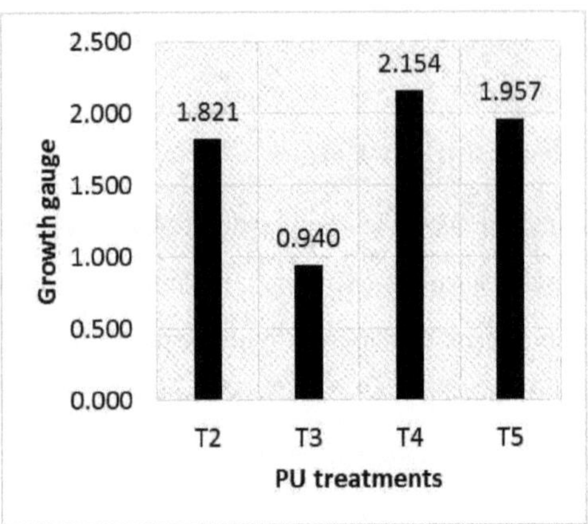

Figura 12: Razão de variação do indicador da taxa de crescimento das fêmeas dos tratamentos com UP em relação ao grupo de controlo.

CAPÍTULO 6 DEBATE

6.1 Como é que a remoção da glândula uropigial afecta o corpo?

A função da glândula uropigial (UG) é ainda objeto de controvérsia. Há muitas funções aceites das secreções da glândula, como conferir propriedades repelentes de água ao revestimento das penas e manter a sua flexibilidade. Além disso, propõe-se que esteja associada à produção de feromonas, ao controlo da higiene da plumagem, ao isolamento térmico e à defesa contra predadores (Jacob, 1992; Montalti *et al.*, 2000; Soler *et al.*, 2012; Vincze *et al.*, 2013).

Por outro lado, há muitos estudos que mencionam que a UG tem consequências negativas para o corpo. Pode ser resumido da seguinte forma: 1. A UG desperdiça substâncias preciosas do corpo.

2. A UG desempenha um papel importante no atraso da maturidade sexual dos frangos.

Com base no que precede, podemos ter a impressão de que a glândula UG tem uma função relacionada, dependendo da espécie da ave. Ou seja, é muito importante para as aves que podem voar, porque permite-lhes voar durante o tempo chuvoso, reduzindo a fricção entre as penas e a água. No entanto, a UG não é necessária para as aves que não podem voar devido aos efeitos mencionados.

6.1.1A UG desperdiça substâncias preciosas do organismo:

Devido à natureza das secreções oleosas da UG, não é surpreendente que a secção destes exsudados seja constituída por ácidos gordos essenciais e, de acordo com um estudo realizado por (AI-Mahdawy, 2003) em frangos de carne, mais de 45% do total de ácidos gordos que entram na componente de secreção da UG eram ácidos gordos essenciais. É bem sabido que as únicas funções conhecidas dos ácidos gordos essenciais são a de ser um predecessor evolutivo das prostaglandinas e do resto do grupo dos eicosanóides, que inclui as prostaglandinas, os tromboxanos e os leucotrienos (ver figura 13).

As prostaglandinas estão classificadas num grupo de ácidos gordos que derivam do ácido araquidónico; este grupo é designado por eicosanóides. O seu nome provém da palavra grega "Eikosi", que significa vinte, derivada do ácido gordo araquidónico, que contém vinte átomos de carbono e quatro ligações insaturadas. O grupo dos eicosanóides inclui as Prostaglandinas, os Tromboxanos, os Leucotrienos e as Lipoxinas. As prostaglandinas e o resto do grupo dos eicosanóides têm uma vasta gama e variedade de influência em todos os órgãos do corpo. As prostaglandinas são consideradas hormonas locais e, inversamente, hormonas endócrinas. Não é excretada por glândulas ou tecidos especializados e é transmitida através dos vasos sanguíneos para os órgãos ou tecidos ou células alvo. No entanto, resulta da secreção da membrana plasmática de muitas células do corpo para a área exterior às células (espaço extracelular), e os seus impactos deslocam-se diretamente para as células vizinhas, pelo que é considerada uma hormona parácrina. Por vezes, são classificadas como hormonas não reais, semi-hormonas, ácidos gordos modificados, correspondência química e, finalmente, expressas como mediadores hormonais, porque as prostaglandinas organizam o trabalho de muitas hormonas mais do que o seu trabalho como hormonas em si e esta é uma das actividades mais vitais das prostaglandinas. As prostaglandinas regulam o fabrico do repórter secundário que é composto pelo monofosfato de adenosina cíclico (AMPc). Devido a este repórter estar a adaptar ou a regular ou a mediar o trabalho de muitas hormonas, as prostaglandinas terão um vasto leque de impacto dentro do corpo (Tsafriri *et al.*, 1972; Flower *et al.*, 1973; Starling e Elliott, 1974).

As hormonas dividem-se, segundo a origem quimioterapêutica, em hormonas esteróides e hormonas peptídicas. As hormonas esteróides, como as hormonas sexuais, as hormonas do córtex suprarrenal e outras, são hormonas lipídicas, que têm a capacidade de entrar na célula-alvo atravessando a sua membrana plasmática. Através da difusão, podem chegar ao núcleo da célula e desempenhar a sua função vital. Quanto às hormonas não esteróides, como a insulina, a hormona do crescimento, a adrenalina, a LH, a FSH e outras hormonas de origem proteica, não podem entrar na célula-alvo atravessando a sua membrana plasmática porque são moléculas polares. Ou seja, cada uma delas tem uma extremidade positiva e uma extremidade negativa, bem como um elevado peso molecular. Assim, estas hormonas têm de enviar mensagens através do exterior da membrana plasmática para a célula-alvo. Normalmente, existem dois sistemas de correspondência para efetuar essa função. A hormona peptídica liga-se a um recetor na membrana plasmática (o primeiro repórter). Assim, transporta a mensagem da glândula endócrina ou do tecido secretor da hormona para a superfície da célula-alvo. O primeiro repórter transmite a mensagem a outra parte do citoplasma (segundo repórter). Em muitos casos, o complexo hormona-recetor ativa indiretamente o sistema enzimático denominado ciclos de adenilato. Este sistema converte a molécula de ATP em AMPc no interior da célula-alvo. O AMPc funciona como um segundo correspondente, activando indiretamente enzimas e outras proteínas na célula-alvo. Assim, o AMPc provoca uma série de eventos bioquímicos, que conduzem a muitas alterações funcionais nas células alvo. Devido ao facto de as prostaglandinas organizarem o fabrico deste repórter, elas controlam a eficácia de muitas hormonas. Por exemplo, o repórter secundário AMPc medeia o mecanismo de ação da hormona paratiroide PTH, da hormona suprarrenal ACTH, da hormona luteal LH, da hormona folículo-estimulante FSH, da hormona tirotrópica TSH e da hormona calcitonina CT (Bacon *et al.*, 2002). Além disso, a secreção da hormona do crescimento GH afectou os níveis do repórter secundário AMPc, bem como das prostaglandinas (Girouard e Savard, 1998).

As prostaglandinas são por vezes designadas por hormonas de defesa. São classificadas como hormonas dos ácidos gordos e o seu mecanismo de ação é semelhante ao das hormonas peptídicas. Vale a pena mencionar que as funções conhecidas das prostaglandinas e de outros eicosanóides em geral são a regulação da resposta do organismo a infecções, a regulação da resposta dos tecidos a algumas hormonas, o papel na reprodução, a contribuição para a produção de febre e dor associadas a lesões e doenças, a contribuição para o processo de coagulação do sangue, a regulação da pressão sanguínea, a secreção de ácidos gástricos, a contribuição para o ciclo sono-vigília, o controlo da contração do músculo liso do útero e dos ureteres (Tsafriri *et al.*, 1972).

Com base no exposto, podemos concluir que a Uropigialectomia pode contribuir para a retenção dos ácidos gordos essenciais no organismo e evitar a sua atração para o interior da UG e posterior secreção para fora do organismo. Por outro lado, irá apoiar o trabalho das Prostaglandinas, que se formam a partir do ácido gordo Araquidónico (ver figura 14), resultando na produção da hormona do crescimento. A hormona do crescimento é conhecida como a principal responsável pelo crescimento dos órgãos e da morfologia do corpo, quer através do aumento do número de células, quer através do aumento do seu tamanho. Assim, acreditamos que a melhoria das caraterísticas da carcaça , como se pode ver no quarto capítulo, bem como as medidas morfológicas externas, como se pode ver no quinto capítulo, foram consequência do aumento da secreção da hormona do crescimento pela hipófise anterior.

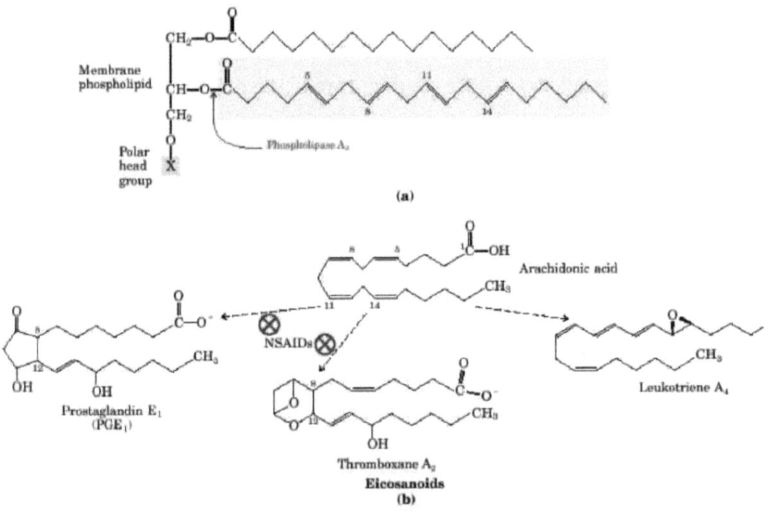

Figura 13. Processo de evolução das prostaglandinas a partir do ácido gordo araquidónico (Davidson e Abramowitz, 2002).

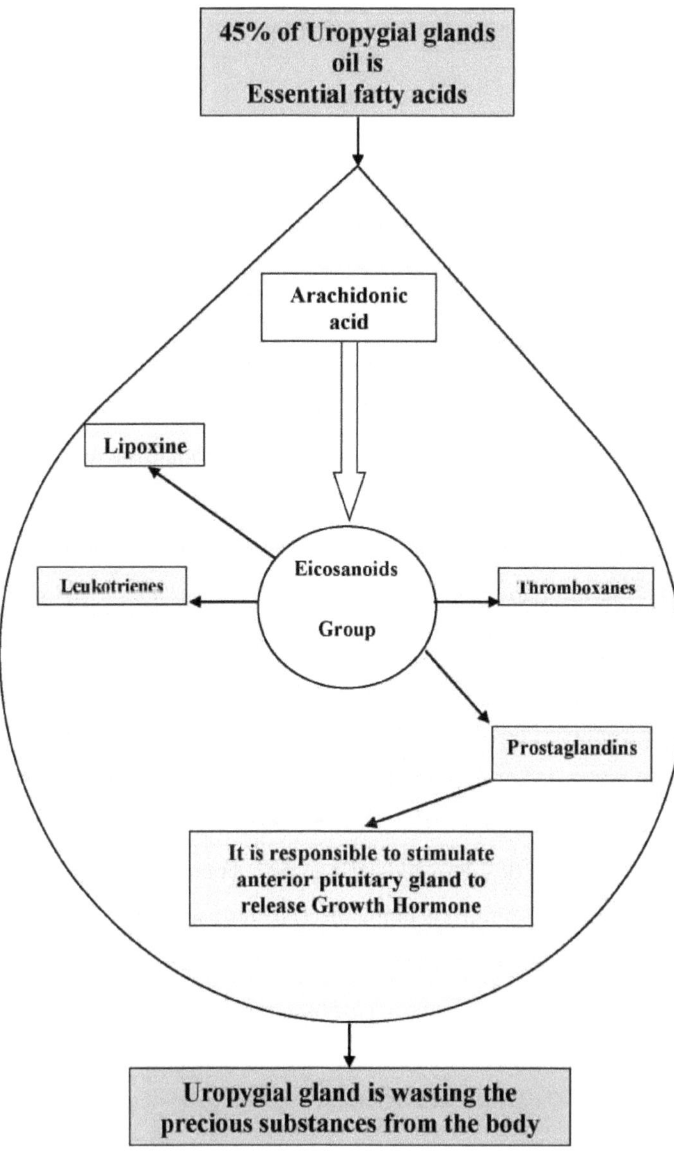

Figura 14. O procedimento de UG eficácia do corpo por resíduos de substâncias preciosas.

6.1.2 A UG desempenha um papel importante no atraso da maturidade sexual das galinhas

Temos de fornecer alguns factos sobre a UG e as hormonas que contribuem para a reprodução das aves para esclarecer as alterações hormonais que ocorrerão após a remoção da UG. Foi detectada a presença de atividade enzimática de algumas enzimas importantes, que contribuem para a produção de hormonas esteróides e para a conversão entre estas hormonas no tecido da UG. No mesmo sentido, foi documentada a existência de uma interação positiva da enzima 17 β-hidroxiesteróide desidrogenase (17 β-HSDH) na UG do frango. Além disso, a GU tem a capacidade de converter a hormona progesterona em 17-hidroxiprogesterona, testosterona e androstenediona, e tem a capacidade de metabolizar a testosterona. Além disso, foi diagnosticada a presença da atividade da enzima α-hidroxiesteróide desidrogenase 3 (3 α -HSDH) na UG. Esta enzima é responsável pela conversão de cetosteróides, como a androstenediona, em 3 α-hidroxiesteróides. É importante centrarmo-nos na capacidade da UG para metabolizar a testosterona porque a secreção de UG depende da testosterona. No mesmo contexto, possui receptores específicos para a testosterona e tem a capacidade de converter esta hormona em formas não activas. Floch *et al.* (1988) estudaram a metabolização da testosterona (in vitro) utilizando a UG de codornizes machos e observaram um aumento dos derivados não activos da testosterona, como a epitestosterona e a 5 β-dihidrotestosterona, acompanhado de uma redução do nível de testosterona não metabólica. Num estudo anterior de Floch e outros (1985), verificaram que a metabolização da testosterona na UG das codornizes conduzia principalmente à produção de 5 β-dihidrotestosterona, que é um androgénio vital ineficaz (Sturkie, 1986; Fennell e Scanes, 1992; AI-Daraji et al., 2006). (Steimer e Hutchison, 1981) Concluíram o mesmo conceito de que a função da UG é uma atitude inibidora da testosterona. Com base no mencionado, a UG leva à diminuição da concentração de testosterona e impede o seu topo, o que tem um efeito negativo no desenvolvimento do ovário, do oviduto e das caraterísticas sexuais secundárias (Sugimoto *et al.*, 1990).

A hormona LH é uma hormona fundamental para o controlo da reprodução nas aves.

As figuras (15 e 16) mostram os principais órgãos que comandam a reprodução nas galinhas e a sobreposição hormonal entre estes órgãos, que acaba por conduzir à ovulação. A secreção de LH a partir do lobo anterior da glândula pituitária é regulada pela hormona libertadora de gonadotropinas (GnRH-I), que é segregada a partir do hipotálamo para estimular a glândula pituitária a segregar LH (ver Figura 17) (Robinson e Renema, 2000). Nos homens, a hormona LH controla a produção de testosterona, que é segregada a partir das células leydig no testículo. Nas fêmeas, a secreção de LH e FSH controla a secreção de estrogénio, que é necessário para que o fígado segregue a lipoproteína da gema do ovo e para o desenvolvimento do oviduto e dos folículos ováricos (Bacon *et al.*, 1980). A secreção de GnRH-I é regulada por vários factores, incluindo hormonas esteróides e péptidos neurais (Sharp, 1983).

A hormona progesterona é segregada pelas células da granulosa dos folículos ováricos. A progesterona entra e tem efeitos no topo da LH no período pré-ovulatório e contribui de alguma forma para a reação nutricional positiva que afecta a secreção de LH. Existem algumas evidências relatadas de que o pico de progesterona afectará o pico de LH no período pré-ovulatório. Bluhm *et al.* (1983) não obtiveram o pico de LH como consequência da prevenção do pico de progesterona através da utilização de inibidores da produção de esteróides, e vice-versa, quando a progesterona foi injectada no músculo, foi produzido um pico natural de LH no período pré-ovulatório.

As atitudes de biofabricação para produzir androgénios e estrogénios envolvem a progesterona ou a 17 α-hidroxipregnenolona e ambas são produzidas pelas células esteroidogénicas dos pequenos folículos. Estudos realizados fora do corpo (in vitro) descobriram que existem dois locais nos folículos ováricos responsáveis pela formação de esteróides. O primeiro são as células da granulosa (células da granulose) que segregam progesterona e pequenas quantidades de testosterona. O segundo local são as células theca internas (células theca), que formam a testosterona e o estradiol a partir da progesterona como matéria-prima (Walzem, 1996; Wiltbank *et al.*, 1989).

Por outro lado, a regressão da progesterona provocará a regressão da produção de estrogénio e de outras hormonas esteróides. Consequentemente, ocorrerão efeitos negativos sobre o ovário, o oviduto e o desenvolvimento morfológico externo da galinha (ver Figura 18). Por outras palavras, sugerimos que a melhoria da morfologia do corpo foi consequência do aumento dos níveis de hormonas esteróides ao parar a função da glândula uropigial na conversão da progesterona em testosterona.

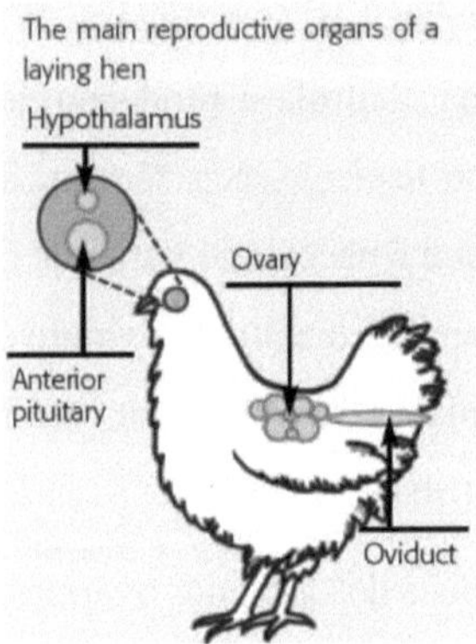

Figura 15. Principais órgãos reprodutores da galinha.

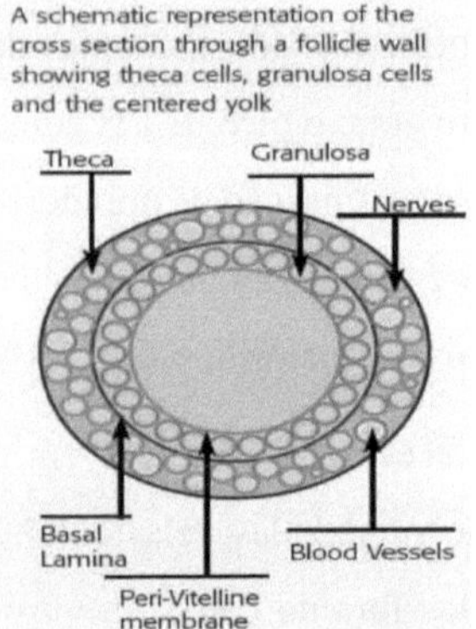

Figura 16. Vista vertical de células separadoras de hormonas esteróides sexuais e foliculares.

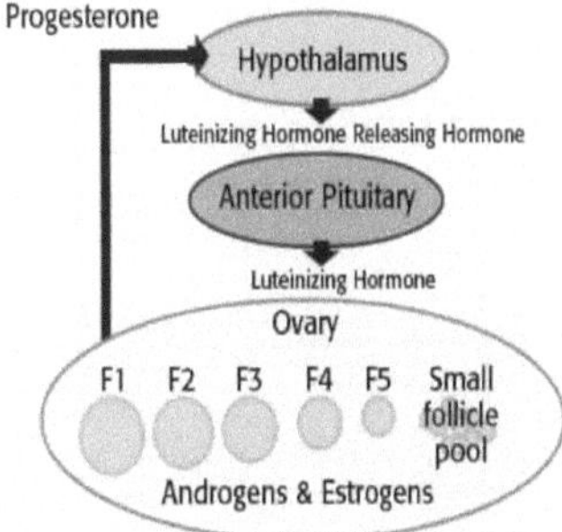

Figura 17. Interação hormonal entre o hipotálamo, a pituitária anterior e o ovário que resulta na ovulação.

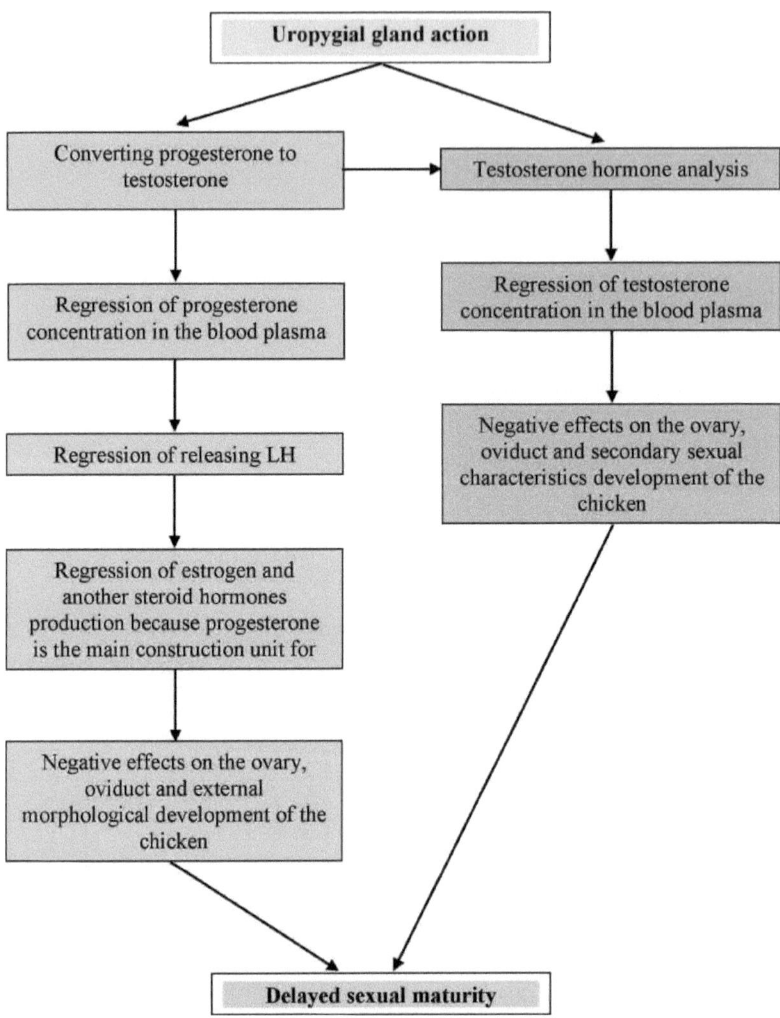

Figura 23: O procedimento da eficácia da UG na maturidade sexual da galinha.

CAPÍTULO 7 CONCLUSÃO E RECOMENDAÇÕES PARA INVESTIGAÇÃO FUTURA

Concluímos, com base nos nossos dados, que a operação de UP é uma forma bem sucedida, segura e económica de melhorar o desempenho produtivo dos frangos da Akar Putra. Esta conclusão baseou-se principalmente nos resultados do estudo do desempenho da produção, em que se registaram diferenças altamente significativas no benefício das operações de UP em comparação com o grupo de controlo, bem como uma melhoria na taxa de conversão alimentar, especialmente nos machos.

Por outro lado, a operação de PU provocou um aumento significativo da morfologia do corpo, bem como da percentagem de cobertura da carcaça e do peso relativo do dorso e do peito. O último é o objetivo mais importante que procura alcançar as empresas avícolas mundiais, como resultado da crescente procura por parte dos consumidores, devido às suas especificações especiais diferentes do resto da carcaça. Assim, a PU pode ter contribuído para fornecer um método alternativo para desenvolver as partes da carcaça em vez de métodos genéticos caros e difíceis.

Recomendação

Com base nas conclusões, a equipa de investigação apresenta as seguintes sugestões

1. Desenvolver a investigação sobre a remoção da glândula uropigial nos pintos da primeira semana de idade, de modo a aumentar o efeito do óleo da glândula uropigial no desempenho corporal.

2. Desenvolver a investigação sobre a bioquímica do óleo da glândula uropigial para que se possa identificar exatamente o mecanismo de melhoria do desempenho do corpo após a remoção da glândula.

3. É necessária uma análise mais aprofundada para avaliar o papel da atividade endócrina no desenvolvimento dos órgãos digestivos após a aplicação da operação de UP.

4. É necessário efetuar um estudo mais aprofundado para examinar as consequências da operação de UP noutras raças de galinhas, especialmente nas raças existentes na Malásia.

REFERÊNCIAS

Al-Daraji, H.J., Abdul-Hassan, I.A., Ahmad A.S., Al-Mashadani, H.A., Naji, S.A., Al-Hadethi, N.I., e Razuki, R.H. (2006). Effect of uropygialectomy at two different ages on semen quality of white leghorn males. *The Iraqi Journal of Agricultural Sciences*, 37(1): 213 - 218.

Al-Daraji, H.J., Naji, S.A., Al-Tikriti, B.T.O., e Al-Rawi, A.A. (2002). Influência da uropigialectomia (método iraquiano) no desempenho reprodutivo de diferentes bandos de galinhas. *The Iraqi Journal of Agricultural Sciences*, 33(2):165-172. Citado por Al-Daraji *et al.*, 2006.

Al-Mahdawy, R.S. (2003). O efeito da uropigialectomia (método iraquiano) sobre o desempenho produtivo e fisiológico de frangos de corte. Tese de mestrado, *Departamento de Produção Animal, Escola Superior de Agricultura, Universidade de Bagdade*. Citado por Al-Daraji *et al.*, 2006.

Abdul-Hassan, I.A. (2005). Efeito do método iraquiano (uropigialectomia) em algumas caraterísticas fisiológicas e reprodutivas de machos reprodutores de frangos de corte. Dissertação de doutoramento, *Departamento de Produção Animal, Faculdade de Agricultura, Universidade de Bagdade.*

Assan, N. (2013). Biopredição do peso corporal e parâmetros de carcaça a partir de medidas morfométricas em gado e aves. *Revista Científica de Revisão*, 2(6), 140-150.

Al-Hassani, D.H., Abdul-Hussan, I.A., e Naji, S.A. (2008). Effect of uropygialectomy on some semen traits of broiler breeder males. Trabalho apresentado na conferência do Congresso Mundial de Avicultura na Austrália. Vol 64. *World Poultry Science Journal.*

Akanno, E.C., Ole, P.K., Okoli, I.C., e Ogundu, U.E. (2007). Caraterísticas de desempenho e previsão do peso corporal de estirpes de frangos de carne utilizando medições lineares do corpo. In Proceedings of the 22nd Annual Conference of Nigerian Society for Animal Production, Calabar, Cross River State, Nigéria (pp. 162-164).

Abdullah, A.Y., Al-Beitawi, N.A., Rjoup, M.M., Qudsieh, R.I., e Ishmais, M.A. (2010). Desempenho de crescimento, carcaça e caraterísticas de qualidade da carne de diferentes cruzamentos comerciais de linhagens de frangos de corte. The journal of poultry science, 47(1), 13-21.

Apuno, A.A., Mbap, S.T., e Ibrahim, T. (2011). Caracterização de galinhas locais (Gallus gallus domesticus) nas áreas governamentais locais de shelleng e song do Estado de Adamawa, Nigéria. Revista de Agricultura e Biologia da América do Norte, 2(1), 6-14.

Ajayi, F.O., Ejiofor, O., e Ironkwe, M.O. (2008). Estimativa do peso corporal a partir de medições lineares do corpo em dois frangos comerciais do tipo carne. Jornal Global de Ciências Agrícolas, 7(1), 57-59.

Bhattacharyya, S.P. (1972). A comparative study on the histology and histochemistry of uropygial glands. *La Cellule*, 69(2), 111.

Bride, J. (1978). Cytophysiologic differentiation in the epithelial region of the uropygial gland in the duck embryo Anas platyrhynchos]. Journal Of Embryology And Experimental Morphology, 46, 21.

Bosch, M. (1996). Sexual Size Dimorphism and Determination of Sex in Yellow-Legged Gulls (Dimorfismo Sexual de Tamano e Determinação do Sexo em Gaivotas Patiamarillas). Journal of Field Ornithology, 534-541.

Brody, S. (1945). Bioenergetics and growth; with special reference to the efficiency complex in domestic animals.

Bacon, W.L., Vizcarra, J.A., Morgan, J.L.M., Yang, J., Liu, H.K., Long, D.W., e Kirby, J.D. (2002). Changes in plasma concentrations of luteinizing hormone, progesterone, and estradiol-17β in peripubertal turkey hens under constant or diurnal lighting. *Biology Reprod.* 67:591-598.

Bacon, W.L., Brown, K.I., e Musser, M.A. (1980). Changes in plasma calcium, phosphorus, lipids and estrogens in turkey hens with reproductive state. *Poultry Science*. 59:444-452.

Bluhm, C.K., Phillips, R.E., e Burke W.H. (1983). Níveis séricos da hormona luteinizante (LH), prolactina, estradiol e progesterona em patos canvasback (Aythya valisineria) com e sem postura. *Gen. Comp. Endocrinol.* 52:1-16.

Campbell, N., & Reece, J. (2005). Biology: Sétima edição. São Francisco, Estados Unidos da América: Benjamin Cummings.

Cabarles, J.C., Lambio, A.L., Vega, S.A., Capitan, S.S., e Mendioro, M.S. (2012). Caraterísticas morfológicas distintas de galinhas tradicionais (Gallus gallus domesticus L.) em Western Visayas, Filipinas. Animal Genetic Resources/Ressources génétiques animales/Recursos genéticos animales, 51, 73-87.

Davidson, M.W., e Abramowitz, M. (2002).

www. micro. magnet.fsu.edu/micro/gallery/prostaglandin/prostaglandin .html

Elder, W.H. (1954). A glândula de óleo das aves. *The Wilson Bulletin*, 6-31.

Francesch, A., Villalba, I., e Cartana, M. (2011). Metodologia para a caraterização morfológica do frango e sua aplicação para comparar as raças Penedesenca e Empordanesa. Animal Genetic Resources/Ressources génétiques animales/Recursos genéticos animales, 48, 79-84.

Flower, R.J., Cheung, H.S., e Cushman, D.W. (1973). Quantitative determination of prostaglandins and malondialdehyde formed by the arachidonate oxygenase (prostaglandin synthetase) system of bovine seminal vesicle. *Prostaglandins*, 4(3), 325-341.

Floch, J.Y., Morfin, R.F., Daniel, J.Y., e Floch, H.H. (1988). Metabolismo da testosterona e sua ativação dependente de testosterona na glândula uropigial de codorna. *Endocrine Research.* 14 (1): 93-107.

Fennell, M.J., e Scanes, C.G. (1992). Effects of androgen (testosterone, 5 α-dihydrotestosterone, 19-nortestosterone) administration on growth in turkeys. *Poultry Science.* 71: 539-547.

Gonzales, A., Oporta M., Martinez A. e Lopez Y.C. (2000). Restrição alimentar e salbutamol no controlo da síndrome de ascite em frangos de carne: 1- Desempenho produtivo e caraterísticas de carcaça. *Publicado Como Articulo en Agrociencia* 34(3),

283-292.

Gonzales, E., Buyse, J., Loddi, M.M., Takita, T.S., Buys, N. e Decuypere, E. (1998). Desempenho, incidência de perturbações metabólicas e variáveis endócrinas de frangos de carne machos com restrição alimentar. *British poultry science*, 39(5), 671-678.

Gibson, J., Gamage, S., Hanotte, O., Iniguez, L., Maillard, J.C., Rischkowsky, B., Semambo, D., e Toll, J. (2006). Options and strategies for the conservation of farm animal genetic resources: Relatório de um seminário internacional (7-10 de novembro de 2005, Montpellier, França). Programa de Recursos Genéticos do Sistema CGIAR (SGRP)/Bioversity International, Roma, Itália, 5.

Genstat. (2003). Genstat 5.0 Release 4.23DE. Lawes Agric, *Trust, Rothamsted Exp.* Stn., Reino Unido.

Gaspers, Vincent. (1991). Teknik Penarikan Contoh untuk Penelitian Survey, *Tarsito, Bandung*.

Girouard, H., e Savard, R. (1998). A falta de bimodalidade nos efeitos das prostaglandinas endógenas e exógenas na lipólise das células adiposas em ratos. *Prostaglandins*. 56: 43-52.

Harem, I. S., Kocak-Harem, M., Turan-Kozlu, T., Akaydin-Bozkurt, Y., Karadag-Sari, E., & Altunay, H. (2010). Histologic structure of the uropygial gland of the osprey (Pandion haliaetus). Journal of Zoo and Wildlife Medicine, 41, 148-151.

Ige, A.O., Akinlade, J.A., Ojedapo, L.O., Oladunjoye, I.O., Amao, S.R., e Animashaun, A.O. (2006). Efeito do sexo na inter-relação entre o peso corporal e as medidas lineares do corpo de frangos de carne comerciais num ambiente de savana derivado da Nigéria. In Proc. *11th Annual Conf. of the Animal Science Association of Nigeria* (pp. 1821).

Jawad, H.S., Idris, L.H.B., Naji, S.A., Bakar, M.B., e Kassim, A.B. (2015). Ablação parcial do efeito da glândula uropigial no desempenho da produção de frango Akar Putra. *International Journal of Poultry Science*, 14(4), 213-221.

Julian, R.J. (1997). Causas e prevenção da ascite em frangos de corte. *Zootecnica*

International, 20, 52-53.

Julian, R.J. (1998). Problemas de crescimento rápido: ascite e deformações esqueléticas em frangos de carne. *Poultry Science* 77: 1773-1780.

Jacob, J., e Ziswiler, V. (1982). The uropygial gland. *Avian biology*, 6, 199-324.

Johnston, D.W. (1988). A morphological atlas of the avian uropygial gland. *Boletim do Museu Britânico de História Natural* (Zoologia) 54: 199259.

Jacob, J. (1992). Sistemática e análise de lípidos tegumentares: a glândula glândula uropigial. Bull. Br. *Ornithol. Club Suppl.* A, 112, 159-167.

Kardong, K. V. (2012). Vertebrados: Anatomia comparada, função, evolução (6ª ed). Nova Iorque, Estados Unidos: McGraw-Hill. Pages: 220235

King, A.S., e McLelland, J. (1985). Form and function in birds. *Londres, Grã-Bretanha: Academic Press*. Pp: 1-52.

Kisia, S. M. (2010). Vertebrados: Structure and function. Enfield, América: Science Publishers. páginas: 153-183.

Kanitakis, J. (2002). Anatomia, histologia e imunohistoquímica da pele humana normal. Jornal Europeu de Dermatologia, 12, 390-401.

Leeson, S., e Summers, J.D. (1997). *Commercial poultry Nutrition*, Second Edition University books, P. O. Box 1326, Guelph, Ontario, Canada.

Lucas, A.M., e Stettenheim, P.R. (1972a). Uropygial gland. Agriculture handbook, 362, 613-626.

Liyanage, R.P., Dematawewa, C.M.B., e Silva, G.L.L.P. (2014). Estudo comparativo sobre caraterísticas morfológicas e morfométricas de galinhas de aldeia no Sri Lanka. Tropical Agricultural Research, 26(2), 262-274.

Menon, G.K., e Menon, J. (2000). Avian epidermal lipids: functional considerations and relationship to feathering. *American Zoologist*, 40(4), 540-552.

Marieb, E. N., & Hoehn, K. (2007). Anatomia e fisiologia humana: Sétima edição. São Francisco, Estados Unidos: Pearson Benjamin Cummings. páginas: 152-163

Martin-Vivaldi, M., Ruiz-Rodriguez, M., José Soler, J., Manuel Peralta-Sànchez, J., Méndez, M., Valdivia, E., e Martinez-Bueno, M. (2009). Diferenças sazonais, sexuais e de desenvolvimento na morfologia e secreções da glândula de preen da poupa Upupa epops: evidência de um papel das bactérias. *Journal of Avian Biology*, 40(2), 191-205.

Momoh, O.M., e Kershima, D.E. (2008). Linear body measurements as predictors of body weight in Nigerian local chickens. ASSET: An International Journal (Series A), 8(2), 206-212.

Montalti, Ontalti, D., Gutierrez, A.M., e Salibian, A., (1998). Técnica quirùrgica para la ablación de la glândula uropigia en la paloma casera Columba livia. *Revista Brasileira de Biologia.* vol. 58, no. 2, p. 193196.

Montalti, D., Gutierrez, A.M., Reboredo, G., e Salibian, A. (2000). Ablación de la glândula uropigia y sobrevida de Columba livia. *Bollettino del Museo Civico di Storia naturale di Venezia* 50: 263266.

Montalti, D., Quiroga, A., Massone, A., Idiart, J.R., e Salibian, A. (2001). Estudos histoquímicos e histoquímicos de lectinas na glândula da pomba-das-rochas Columba livia. *Revista Brasileira de Ciências Morfológicas* 18, 33 -39.

Moyer, B.R., Rock, A.N., e Clayton, D.H. (2003a). Teste experimental da importância do óleo de preen em pombas-da-rocha (Columba livia). *Auk*. vol. 120, no. 2, p. 490-496.

Moyer, B.R., Pacjka, A.J., e Clayton, D.H. (2003b). How birds combait ectoparasites. *Current Ornithology*. 117.

Montalti, D., e Saliban, A. (2000). Tamanho da glândula uropigial e habitat das aves. *Ornitologia Neotropical* 11:297_306.

Montalti, D., Gutiérrez, A.M., Reboredo, G.R., e Salibiàn, A. 2006. A remoção da glândula urogenital não afecta os níveis séricos de lípidos, colesterol e cálcio no pombo-das-rochas Columba livia. *Ata Biologica Hungarica.* 57, 295-300.

Monsi, A.L.E.X. (1992). Avaliação das inter-relações entre as medidas de vida em diferentes idades em frangos de carne. Nigerian Journal of Animal Production, 19(1&2), 15-24.

Muhiuddin, G., (1993). Estimativas dos parâmetros genéticos e fenotípicos de algumas caraterísticas de desempenho em bovinos de carne. Animal Breeding Abstracts. 66: 495 - 522.

Nitzsch, C. L. (1840). System der Pterylographie. Burmeister, H., ed., 228 pp. Halle.

Naji, S.A. (2001). Remoção da glândula uropigial e cautela da cabeça (método iraquiano) para converter galinhas não poedeiras em galinhas poedeiras. *Jornal Iraquiano de Ciências Agrícolas*, 32(5) '203-212. Citado por Al-Daraji *et al.*, 2006.

Naji, S.A., Al-Daraji, H.1., Al-Tikriti, B.T.O., e Al-Rawi, A.A. (2002). O efeito da uropigialectomia para remediar as galinhas não poedeiras caraterísticas produtivas incertas de galinhas locais iraquianas. *The Iraqi Journal of Agricultural Sciences*, 33(1):123-l30. Citado por Al-Daraji *et al.*, 2006.

Oke, U.K., Herbert, U., e Nwachukwu, E.N. (2004). Association between body weight and some egg production traits in the guinea fowl (Numida meleagris galeata pallas). Livestock Research for Rural Development, 16(9), 6.

Pettingill, O.S. (1985). Ornithology in laboratory and field. Burgess, Minneapolis, Minnesota, EUA, Academic Press Inc. pp. 378-380.

Qureshi, M.A., e Havenstein, G.B. (1994). A comparison of the immune performance of a 1991 commercial broiler with a 1957 random bredred strain when fed typical 1957 and 1991 broiler diets. *Poultry Science* 73: 312-319.

Robinson, F.E., Classen H.L., Hanson J.A., e Onderka, D.K. (1992). Growth performance, feed efficiency and the incidence of skeletal and metabolic disease in full-fed and feed-restricted broiler and roaster chickens. *Journal of Applied Poultry Research* 1: 33-41.

Ralph, C.J., Geupel, G.R., Pyle, P., Martin, T.E., e Desante, D.F. (1993). Handbook of field methods for monitoring landbirds (Manual de métodos de campo para a monitorização de aves terrestres). USDA Forest Service/UNL Faculty Publications, 105.

Philip, J.S. (1970). Poultry Feeds and Nutrition (Alimentação e Nutrição de Aves). The Avi publishing co. Inc., West Port Connection USA.

Robinson, F.E., e Renema, R. A. (2000). Alberta Poultry Research Centre, University of Alberta Edmonton, *AB, Canadá* T6G 2P5.

Rosário, M.F., Silva, M.A.N., Coelho, A.A.D., Savino, V.J.M., e Dias, C.T.S. (2008). Análise discriminante canónica aplicada ao desempenho de frangos de carne.

Stettenheim, P. R. (2000). A morfologia tegumentar das aves modernas - uma visão geral. American Zoology, 40, 461-477.

Sara, Q., Malentacchi, C., Delfino, C., Brunasso, A.M.G., e Delfino, G. (2006). Evolução adaptativa de linhas de células secretoras na pele de vertebrados. *Caryologia.* 59: 187-206.

Salibian, A., e Montalti, D. (2009). Aspectos fisiológicos e bioquímicos da glândula uropigial de aves. *Revista Brasileira de Biologia.* 69(2), 437-446.

Scott, B. (1982). Clave del observador de aves. In S.A. Omega, ed., Barcelona. Pp: 13.

Soler, J.J., Peralta J.M., Martin A.M., Martin V.M., Martinez, B.M., e MOller, A.P. (2012). A evolução do tamanho da glândula uropigial: os ácaros mutualistas das penas e a secreção uropigial reduzem as cargas bacterianas das cascas dos ovos e as falhas de eclosão das aves europeias. *Journal of evolutionary biology*, 25(9), 1779-1791.

Starling, M.B., e Elliott, R.B. (1974). The effects of prostaglandins, prostaglandin inhibitors, and oxygen on the closure of the ductus arteriosus, pulmonary arteries and umbilical vessels in vitro. *Prostaglandins*, 8(3), 187-203.

Sturkie, P.D. (1986). Avian Physiology. 4th edn. *Springer-Verlag, Nova Iorque, Berlim, Heidelberg*, Tóquio.

Sugimoto, Y., Ohta, Y., Morikawa, T., Yamashita, T., Yoshida, M., e Tamaoki, B. I. (1990). Metabolismo in vitro da testosterona no tecido hepático da galinha (Gallus domesticus). *Journal of steroid biochemistry*, 35(2), 271-279.

Sharp, P.J. (1983). Hypothalamic control of gonadotropin secretion in birds (Controlo hipotalâmico da secreção de gonadotrofinas em aves). Páginas 124-176 em: Progress in Nonmammalian Brain Research, Vol. 3. CRC Press, *Inc.,* Boca Raton, *FL. Boca Raton, FL.*

Tsafriri, A., Lindner, H.R., Zor, U., e Lamprecht, S.A. (1972). Physiological role of prostaglandins in the induction of ovulation (Papel fisiológico das prostaglandinas na indução da ovulação). *Prostaglandins*, 2(1), 1-10.

Uchida, Y. (1970). Sobre a mudança de cor no íbis de crista japonês. Um novo tipo de coloração cosmética em aves. Relatório Misc. Rep. Yamashina Inst. Ornith. 6, 56-72.

Udeh, I., Ugwu, S.O.C., e Ogagifo, N.L. (2011). Previsão das caraterísticas do sémen de galos locais e exóticos utilizando medições lineares do corpo. Asian Journal of Animal Science, 5(4), 268-276.

Udeh, I., e Ogbu, C.C. (2011). Análise de componentes principais das medidas corporais em três estirpes de frangos de carne. Science World Journal, 6(2), 11-14.

Vincze, O., Vàgàsi, C.I., Kovâcs, I., Galvàn, I., e Pap, P.L. (2013). Fontes de variação no tamanho da glândula uropigial em aves europeias. *Biological Journal of the Linnean Society*, 110(3), 543-563.

Wepruk, J., e Church, S. (2003). Equilíbrio entre produção e bem-estar. Complex animal care issues. *Alberta Farm Animal Care* (AFAC). Associação 2-8.

Watts, G., e Kennett, C. (1995). A indústria de frangos de corte. Poultry Tribune, Edição do Centenário. Watt.

Walzem, R.L. (1996). Lipoproteínas e galinhas poedeiras: A forma segue a função. Poultry. *Avian Biology Rev.* 7:31-64.

Wiltbank, M.C., Gallagher, K. P., e Dysko, R.C. (1989). Regulação do fluxo sanguíneo para o corpo lúteo de coelho: Effects of estradiol and human chorionic gonadotropin. *Endocrinology* 124:605-611.

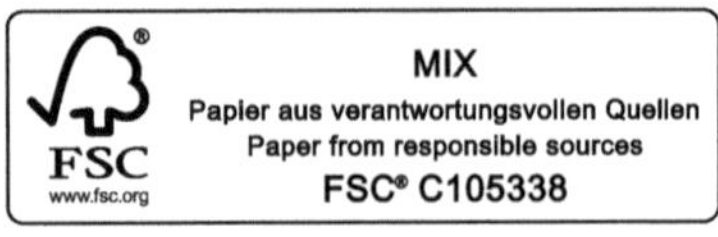

Printed by Books on Demand GmbH, Norderstedt / Germany